Best of Pflege

Mit „Best of Pflege" zeichnet Springer die besten Masterarbeiten und Dissertationen aus dem Bereich Pflege aus. Inhalte aus den etablierten Bereichen der Pflegewissenschaft, Pflegepädagogik, Pflegemanagement oder aus neuen Studienfeldern wie Health Care oder Ambient Assisted Living finden hier eine geeignete Plattform. Die mit Bestnote ausgezeichneten Arbeiten wurden durch Gutachter empfohlen und behandeln aktuelle Themen rund um den Bereich Pflege. Die Reihe wendet sich an Praktiker und Wissenschaftler gleichermaßen und soll insbesondere auch Nachwuchswissenschaftlern Orientierung geben.

Weitere Bände in der Reihe http://www.springer.com/series/13848

Renate Wientjens

Entwicklung und Transfer pflegewissenschaftlicher Konzepte in die Praxis

Ernährungsversorgung im Krankenhaus

Mit einem Geleitwort von Prof. Dr. Astrid Elsbernd

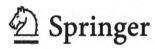 Springer

Renate Wientjens
Schlierbach, Deutschland

ISSN 2569-8605   ISSN 2569-8621   (electronic)
Best of Pflege
ISBN 978-3-658-24308-1   ISBN 978-3-658-24309-8   (eBook)
https://doi.org/10.1007/978-3-658-24309-8

Die Deutsche Nationalbibliothek verzeichnet diese Publikation in der Deutschen National-
bibliografie; detaillierte bibliografische Daten sind im Internet über http://dnb.d-nb.de abrufbar.

Springer ist ein Imprint der eingetragenen Gesellschaft Springer Fachmedien Wiesbaden GmbH
und ist ein Teil von Springer Nature
Die Anschrift der Gesellschaft ist: Abraham-Lincoln-Str. 46, 65189 Wiesbaden, Germany

Geleitwort

Obwohl der Begriff „Konzept" beinahe täglich in Einrichtungen verwendet wird (vielleicht so häufig wie der Projektbegriff!), gibt es oftmals undeutliche Vorstellungen, was Konzepte beinhalten sollten, wie man sie entwickeln kann und welche Wirkung sie erzielen werden. Deutlich aber verbindet sich mit dem Konzept die Idee, dass sich in einer Organisation etwas nachhaltig und damit längerfristig verändern lässt. Der Alltag in Gesundheits- und Pflegeorganisationen ist hoch komplex und es bedarf einiger Konzentration seitens der Führung und aller Mitarbeiter_innen, die besonders vielfältigen Anforderungen in die tägliche Arbeit zu integrieren und sich dabei auch weiterzuentwickeln. Die Patient_innen oder Bewohner_innen vertrauen währenddessen darauf, dass die Berufsgruppen (und hier sind vor allem die Medizin und Pflege gemeint!) stets auf aktuelles Wissen zurückgreifen und dieses in der Behandlung und Pflege realisieren bzw. umsetzen. Und sie vertrauen darauf, dass die Arbeitsprozesse die Anwendung des Wissens fördern. Patient_innen oder Bewohner_innen können die Leistungen der Berufsgruppen nur sehr eingeschränkt selbst steuern und beurteilen; sie sind in einer sehr wichtigen und persönlichen Lebenslage stark vom Handeln anderer abhängig. Dieses Vertrauen und die Abhängigkeit verpflichten die Berufsgruppen zu besonders sorgfältigen, durchdachten und (ethisch) reflexiven Handeln!

In der hier vorliegenden Masterarbeit klärt Renate Wientjens am Beispiel des Themas „Ernährung", wie wissenschaftlich fundierte Konzepte für die Praxis entwickelt und eingeführt werden können. Dabei handelt es sich um eine Arbeit, die sich im theoretischen Raum befindet und auf die Praxis verweist. Sie macht sich dabei theoretische Ansätze zur Konzeptentwicklung und interdisziplinäres Wissen zum Thema Ernährung zunutze und klärt, wie Gesundheits- und Pflegeeinrichtungen mit diesem überaus komplexen und für die Patient_inne oder Bewohner_innen relevantem Thema umgehen können. Die Hinzuziehung von „Good-Practice-Beispielen" verdichtet die Darstellungen.

Besonderes Interesse verdient die Arbeit, weil sie zwei zentrale Themen aufarbeitet und zugänglich macht: Konzeptentwicklung und Ernährung. Die Themen haben unterschiedliche Entfaltungspotentiale, die Zusammenführung verdeutlicht, wie schwierig es für Gesundheits- und Pflegeeinrichtungen ist, inhaltlich komplexe Themen so aufzuarbeiten, dass die Patient_innen oder Bewohner_innen auf dem Stand der wissenschaftlichen Auseinandersetzung die Leistungen erhalten. Die Methode der Konzeptentwicklung kann hier überaus wertvolle Dienste leisten, denn durch ihre Anwendung können Leistungen der Berufsgruppen inhaltlich aufeinander abgestimmt und verschiedene Instrumente und Verfahren miteinander kombiniert werden. Dabei werden die Berufsgruppen „gezwungen", disziplinenspezifisches Wissen zu reflektieren, darzustellen und auszutauschen. Den Verfahren und Instrumenten kommt hier eine besondere Bedeutung zu, denn sie müssen für die Anwendung im Arbeitsalltag abgestimmt werden. Diese Prozesse können durch eine systematische Konzeptentwicklung unterstützt und koordiniert und dabei kann auch eine, für die weitere Arbeit so wertvolle Abstimmung der Ziele und Werthaltungen eingeleitet werden. Eine Methodik ist aber auch zwingend notwendig, das kann heute in dem Alltag von Einrichtungen sehr gut beobachtet werden: Eine Vielzahl von Instrumenten werden beinahe täglich in den Disziplinen erarbeitet und eingeführt (z. B. Assessment-Instrumente), nur wird dabei überdacht, wie neue Instrumente mit den bereits vorhandenen Instrumenten verbunden sein müssen und welchen (Arbeits-)Umfang sie einnehmen dürfen? Instrumente sollen dabei das professionelle Handeln unterstützen, transparent machen und auch dokumentieren, keineswegs dürfen Instrumente einen Selbstzweck erfüllen. In Instrumenten spiegelt sich das Wissen einer Disziplin wider, wenn mehrere Disziplinen zusammenarbeiten ist zu erwarten, dass unterschiedliche Wissensstände durch Instrumente miteinander verbunden werden müssen. So gesehen kann die Anwendung der Methodik der Konzeptentwicklung zu zwei zentralen Entwicklungen in einer Einrichtung führen: 1) Die Wissensbestände zu einem komplexen Thema können interdisziplinär aufgearbeitet und für die Praxis nutzbar gemacht werden und 2) Die Disziplinen können sich in Zielen und Arbeitslogiken abstimmen und auf ein gemeinsames Vorgehen einigen.

Das Beispiel „Ernährung" ist aus meiner Sicht sehr gut gewählt: Es liegen in beiden Disziplinen viele Wissensbestände und auch Instrumente vor, die zunächst einmal auch in den jeweiligen Disziplinen gesichtet und geordnet werden müssen (z. B. in der Pflege liegen ein Expertenstandard, einige Instrumente zum Screening und individuellem Assessment, Darstellungen von Esshilfen und pflegerischen Interventionen und Evaluationsinstrumenten vor). Dabei muss auch bewertet werden, ob die in der jeweiligen Gesundheits- und Pflegeeinrichtung befindliche Zielgruppe von Patient_innen oder Bewohner_innen durch das vorliegende Wissen gut abgebildet ist. In einem weiteren Arbeitsschritt in der Konzeptentwicklung muss dann entschieden werden, welches Wissen, welche Instrumente und Verfahren tatsächlich in die Praxis kombiniert eingeführt werden (können) und welche Instrumente und Verfahren möglicherweise noch fehlen. Für die Patient_innnen oder Bewohner_innen ist es im besten Falle nicht einmal ersichtlich, wer die jeweilige Leistung konzipiert hat und durchführt.

Bis heute wird die Systematik zur Konzeptentwicklung nur wenig diskutiert und in der Praxis angewendet. Deshalb freue ich mich sehr, dass Frau Wientjens mit ihrer Masterarbeit einen wertvollen Beitrag zur weiteren und wichtigen Verbreitung leistet.

Esslingen, im September 2018   Prof. Dr. Astrid Elsbernd
                                                     Leiterin des Instituts für
                                            Gesundheits- und Pflegewissenschaften
                                                     Hochschule Esslingen

Vorwort

Aus meiner langjährigen Erfahrungen als Gesundheits- und Krankenpflegerin in verschiedenen Krankenhäusern ist mir immer wieder bewusst geworden, wie elementar wichtig die interdisziplinäre Zusammenarbeit für eine qualitativ hochwertige Patientenversorgung ist. Gerade im Krankenhaussektor sind viele verschiedene Berufsgruppen mit ihrem jeweils ganz spezifischen Fachwissen vertreten. Für die praktische Arbeit mit und an den Patientinnen und Patienten ist es wichtig, dieses komplexe und das über die vielen Berufsgruppen verteilte Wissen in ein zielführendes praxistaugliches Konzept zu integrieren und anschließend in die eigene Praxis zu implementieren. Das Thema Ernährung bei älteren Menschen ist eine Thematik, die für die oftmals von akuten und chronischen Krankheiten betroffenen und eventuell in ihrer Selbstständigkeit eingeschränkten Menschen einen hohen Einfluss auf deren Lebensqualität hat. Zudem gibt es hier bereits eine wissenschaftlich fundierte Basis, die dringend in die praktische Arbeit integriert werden muss. Somit war es mir ein persönliches Anliegen am Beispiel der Ernährungsversorgung bei älteren Menschen aktuelle wissenschaftliche Erkenntnisse für ein theoriebasiertes Konzept aufzubereiten. Für die konzeptionelle Vorgehensweise habe ich mich an die Systematik der Konzeptentwicklung von Frau Prof. Dr. Astrid Elsbernd gehalten. Frau Prof. Dr. Astrid Elsbernd hat sich langjährig mit der Konzeptentwicklung in der Pflege auseinandergesetzt und eine Systematik entwickelt, die ein phasenhaftes und nachvollziehbares Vorgehen in sieben Elementen ermöglicht.

Der Erstellung dieser Masterarbeit gehen fünf Jahre Vollzeitstudium mit Familie voraus. Eine lange Zeit, in der das Wort *Zeit* eine ganz besondere Bedeutung bekommen hat.

Meinen drei Kindern möchte ich an dieser Stelle zu tiefst für diese *Zeit* und ihr Verständnis, welches sie mir während dem gesamten Studium und für die Erstellung dieser Arbeit gegeben haben, danken. Es ist sicher nicht immer einfach gewesen und war oftmals mit großem Verzicht auf gemeinsame Familienzeit, Ausflüge oder entspannte Abende auf der gemütlichen Couch verbunden. Eine Zeit, in der wir uns als Familie jedoch auch ganz anders entwickeln konnten. Viele Studieninhalte haben zu anregenden Gesprächen und Diskussionen geführt, in denen wir viele interessante Ansichten austauschen konnten. In dieser Zeit ist mir immer wieder bewusst geworden, welch großartige Ideen und Vorstellungen Kinder und Jugendliche haben. Mein lieber Mann hat in dieser Zeit vieles aufgefangen, mich ermutigt und mir an vielen Abenden, Wochenenden und Nächten verständnisvoll den Rücken frei gehalten, so dass ich studieren konnte. In Prüfungszeiten hat er stets an mich geglaubt und das war wunderbar ermutigend. Ganz besonders danken möchte ich auch meiner lieben Schwester, die sich aus der Ferne immer Zeit für meine Ideen und auch Sorgen genommen hat. Sie hat sich immer für alle Studieninhalte interessiert, mit mir diskutiert und mir liebevoll Mut zugesprochen. Vielen Dank an euch fünf wunderbaren Menschen.

Natürlich haben noch viele weitere liebe Angehörige, Freunde und Bekannte mich in verschiedenster Weise unterstütz wie beispielsweise Verständnis für abgesagte Verabredungen aufgebracht, mal in der Prüfungszeit für uns gekocht oder meine Arbeiten korrigiert – ohne euch alle wäre so ein langes Studium mit Familie wohl kaum realisierbar gewesen – Vielen Dank euch allen dafür!

Bedanken möchte ich mich weiterhin bei meiner Erstbetreuerin Frau Prof. Dr. Astrid Elsbernd für viele kreative Ideen, gute Beratungsgespräche und vielfältige Anregungen während der Erstellung dieser Arbeit. Die Realisierung all dieser Ideen könnten ganze Bücher füllen. Prof. Dr. Reinhold Wolke hat das Thema Ernährung / Mangelernährung bei geriatrischen Patientinnen und Patienten im Krankenhaus in ein Forschungsprojekt überführt und mir die Gelegenheit gegeben, dieses Thema sowohl innerhalb der Masterarbeit fundiert zu bearbeiten und mir darüber hinaus den Einstieg in die wissenschaftliche Laufbahn ermöglicht, wofür ich sehr dankbar bin. Beide setzen sich mit sehr viel Energie, Leidenschaft und Überzeugung für eine GUTE Pflege ein und das ist großartig.

Esslingen, im September 2018   Renate Wientjens

Inhaltsverzeichnis

Abkürzungsverzeichnis

AKE	Arbeitsgemeinschaft Klinische Ernährung
AWMF	Arbeitsgemeinschaft der Wissenschaftlichen Medizinischen Fachgesellschaften
BMI	Body-Mass-Index
D-A-CH	(Referenzwerte der Länder) Deutschland, Österreich, Schweiz
DBFK	Deutscher Berufsverband für Krankenpflege
DGE	Deutsche Gesellschaft für Ernährung
DGEM	Deutsche Gesellschaft für Ernährungsmedizin
DGG	Deutsche Gesellschaft für Geriatrie
DNQP	Deutsches Netzwerk zur Qualitätsentwicklung in der Pflege
GBE	Gesundheitsberichterstattung
GDEKK	Dienstleistungs- und Einkaufsgemeinschaft Kommunaler Krankenhäuser eG im Deutschen Städtetag
GUSS	Gugging Swallowing Screen
KrPflAPrV	Krankenpflege Ausbildungs- und Prüfungsverordnung
MNA-SF	Mini Nutritional Assessment Short Form
MNA-LF	Mini Nutritional Assessment Long Form
MUST	Malnutrition Universal Screening Tool
NRS	Nutritional Risk Screening
ONS	Orale Nahrungssupplementation
PEG	Perkutane endoskopische Gastrostomie
PEMiK	Pflegerische Erfassung von Mangelernährung und deren Ursachen im Krankenhaus
PEMU	Pflegerische Erfassung von Mangelernährung und deren Ursachen
SGA	Subjective Global Assessment

Tabellen- und Abbildungsverzeichnis

Abbildungsverzeichnis

1 Einleitung

1.1 Relevanz der Thematik

Die Einrichtungen des Gesundheitssystems stehen vor zunehmenden Veränderungen und Herausforderungen in der Gesundheitsversorgung, die vor allem auf die häufig beschriebenen demografischen und epidemiologischen Entwicklungen zurückzuführen sind. Unter anderem kommt es aufgrund des rasanten medizinischen Fortschritts zu einer stetig steigenden Lebenserwartung. Die Zahl der Hochaltrigen (über 80 Jahren) stellt dabei den wachsenden Teil der Bevölkerung dar, der sich bis zum Jahr 2025 verdoppeln wird (Kuhlmey und Bühler 2014, 187). Die hieraus resultierenden Herausforderungen bestehen darin, dass es gerade im höheren Lebensalter zu einer Zunahme an „(...) chronischen Erkrankungen und funktionelle Beeinträchtigungen [kommt] vor allem die Gefahr von komplexen Krankheitsverläufen mit mehreren, zum Teil interagierenden physischen und psychischen Erkrankungen (...)" (Kuhlmey und Blüher 2014, 188) nimmt zu. Kuhlmey und Blüher (2014, 188) konstatieren hierzu, dass mit zunehmendem Lebensalter, die Prävalenz der sogenannten geriatrietypischen Multimorbidität steigt. So ist beispielsweise die Zahl der Menschen, mit demenziellen Erkrankungen, auf gegenwärtig 1,6 Millionen gestiegen und wird bis 2050 vermutlich auf 3,5 Millionen ansteigen (GBE 2016). Die hiermit in Zusammenhang stehenden komplexen Versorgungsanforderungen, kombiniert mit hohen Ansprüchen an die Versorgungs- und Pflegequalität, stellen eine Herausforderung für alle Akteure im Gesundheitswesen dar (Deutscher Berufsverband fürKrankenpflege 2016). Vor dem Hintergrund vielfältiger pflegerelevanter Problemstellungen in der Versorgungspraxis ist die Entwicklung fundierter Konzepte und der damit verbundene Transfer dieser Konzepte in die Praxis, ein wesentlicher Beitrag dazu „(...) die Komplexität pflegerischen Handelns im Alltag effektiv bewältigen zu können" (Elsbernd 2016, 14). Speziell der Pflegewissenschaft kommt hierbei die Aufgabe zu, vorhandenes Wissen zu bündeln und es der Pflegepraxis zur Verfügung zu stellen (Bartholomyeczik 2014, 75).

Die Komplexität pflegerischen Handelns lässt sich sehr deutlich am Beispiel des bereits seit Jahren bekannten Phänomens der Mangelernährung darstellen. Pirlich et al. (2006, 564) zeigen auf, dass 20-50 % der Patientinnen/Patienten im Krankenhaus mangelernährt sind. Die Prävalenz für Mangelernährung in geriatrischen Abteilungen steigt sogar auf bis zu 56 % bei den über siebzigjährigen Patientinnen/Patienten an. Insbesondere kleinere Krankenhäuser weisen mit 36,8 % eine deutlich höhere Prävalenz für Mangelernährung auf als Universitätskliniken mit 20,2 % (Pirlich 2006, 567; Alvarez et al. 2015, 1832). Wahrscheinlich ist dieser Unterschied auf das ältere Patientenklientel in Kliniken der Regelversorgung zurückzuführen (Löser 2011a, 27; Pirlich 2006, 567). Ältere Menschen unterliegen aufgrund physiologischer Veränderungen, chronische Erkrankungen oder auch kognitiver Einschränkungen einem erhöhten Risiko von Mangelernährung betroffen zu sein (Smoliner, Volkert und Wirth 2013, 48). Bereits geringe Defizite in der Ernährungsversorgung können den Allgemeinzustand und die Muskelkraft der Patienten schwächen, in deren Folge es wiederum zu einer erhöhten Sturzgefahr oder Infektanfälligkeit kommen kann. Schreier (2010, 11) spricht in diesem Zusammenhang von einem Teufelskreislauf, der über die drastischen patientenbezogenen Auswirkungen hinaus auch eine ökonomische Herausforderung für das Gesundheitssystem darstellt. Löser (2011a, 220) zeigt auf, dass dem deutschen Gesundheitssystem aufgrund von Unter- und Mangelernährung jährliche Zusatzkosten von 9 Mrd. Euro entstehen, wobei auf den Sektor Krankenhaus mit 5 Mrd. Euro der größte Teil entfällt (Löser 2010, 915; Löser 2011a, 220). Besteht bei älteren Menschen ein Risiko für Mangelernährung wie beispielsweise in Form von Schluckstörungen oder neurologischen Vorerkrankungen sind sie bereits während eines sehr kurzen Krankenhausaufenthalts von nur drei Tagen in Verbindung mit einer reduzierten Nahrungsaufnahme stark gefährdet, an einer Mangelernährung zu erkranken und erholen sich davon in der Regel nur sehr zögerlich (Volkert 2013, e2; Volkert und Sieber 2011, 247). Die physischen und psychischen Folgen, gerade für diese sehr vulnerable Personengruppe sind erheblich und beinträchtigen in hohem Maße die Selbstständigkeit und die verbleibende Lebensqualität dieser Menschen (Volkert 2011, 96; Schreier 2010, 11).

Obwohl die Problematik des Themas Mangelernährung im Krankenhaus bereits seit vielen Jahren sowohl national, als auch international gut beforscht wurde, kommen theoriebasierte Erkenntnisse nur zögerlich in der Praxis an (Schreier 2010,12). Im Bereich der professionellen Pflege entwickelt das Deutsche Netzwerk für Qualitätsentwicklung in der Pflege (DNQP) evidenzbasierte Expertenstandards, die als richtungsweisende Qualitätsinstrumente anzusehen sind (Schiemann 2014, 24). Für das komplexe Thema Ernährung gibt es seit 2010 den Expertenstandard Ernährungsmanagement zur Sicherstellung und Förderung der oralen Ernährung in der Pflege, der bereits einer gesundheitsökonomischen Analyse unterzogen worden ist (Wolke und Allgeier, 2012) und zudem seit diesem Jahr in aktualisierter Fassung vorliegt. Des Weiteren liegt für die Problematik der Mangelernährung ein umfassendes Leitlinienwerk aus den Jahren 2013 - 2015 vor, das in der Mehrzahl der Kategorie S3 Leitlinie zugeordnet wird (DGEM 2017). Von den Fachgesellschaften wurden Handlungsempfehlungen und Qualitätsstandards erarbeitet und es gibt eine Vielzahl aufschlussreicher Studien und Reviews.

Doch trotz all dieser gut aufbereiteten wissenschaftlichen Grundlagen ist es in der Praxis oftmals nicht möglich, eine Mangelernährung insbesondere bei älteren Menschen zu verhindern (Bartholomeyczik 2010, 12; Smoliner, Volkert und Wirth 2013, 48). An dieser Stelle kann gefragt werden, warum sich das vorhandene Wissen im Setting Krankenhaus nicht oder nur sehr zögerlich umsetzen lässt? Moers, Schaeffer und Schepp (2011, 355) berichten in diesem Zusammenhang von einem zunehmenden Rationalisierungsdruck, der angestoßene Innovationen aus der Pflegepraxis vielfach zunichtemacht. „Personaleinsparungen, der vermehrte Einsatz von geringer qualifizierten Kräften für pflegerische Aufgaben und die Erhöhung der Fallzahlen in allen Versorgungsbereichen lassen Ressourcen für die notwendige Pflegeentwicklung spürbar schrumpfen" (Moers, Schaeffer und Schepp 2011, 355). Das Phänomen Mangelernährung bleibt vor dem Hintergrund des so häufig beschriebenen demografischen Wandels und die damit einhergehenden Veränderungen in der Morbiditätsstruktur aktuell (Bartholomeyczik 2014, 67). Die Wissenschaft und die Pflegepraxis sind daher aufgefordert, die bereits vorliegenden evidenzbasierte Erkenntnisse in die Versorgungspraxis zu transferieren. Die Entwicklung eines pflegewissenschaftlichen Konzepts ist in diesem Zusammenhang nicht nur sinnvoll, sondern auch als absolut notwendig einzuschätzen.

Das persönliche Interesse zur Erstellung dieser Arbeit entsteht aus der eigenen langjährigen Berufstätigkeit in der Pflegepraxis und der Mitarbeit im Forschungsprojekt „Prävention von Mangelernährung" an der Hochschule Esslingen (Kap. 1.2). Die Erfahrungen in der eigenen Berufspraxis machen deutlich, dass die Essensversorgung im klinischen Alltag eine eher untergeordnete Rolle spielte. Tätigkeiten, die mit der Essensversorgung verknüpft waren, wie

Essen bestellen, verteilen oder einsammeln, wurden häufig an Hilfskräfte delegiert. Dabei stellt gerade die unbeliebte Tätigkeit „Essen einsammeln" eine relevante Tätigkeit dar, bei der überprüft werden kann, ob Patientinnen/Patienten genügend Nährstoffe zu sich nehmen oder sie einem Risiko für Mangelernährung ausgesetzt sind. Auch die Unterstützung bei der Nahrungsaufnahme gehörte zu den Aufgaben, die am ehesten an Hilfskräfte delegiert wurde. Konnte die knappe Ressource Zeit im überfrachteten Pflegealltag doch durchaus sinnvoller genutzt werden. Hierbei ist anzumerken, dass die Unterstützung bei der Nahrungsaufnahme für einen hilfebedürftigen Menschen zwischen 30 - 45 Minuten beanspruchen sollte (Volkert et al 2013, e5), eine lange Zeit, wenn die Arbeitsabläufe sehr engmaschig geplant sind.

Die vorliegende konzeptionelle Arbeit befasst sich mit der Entwicklung und dem Transfer pflegewissenschaftlicher Konzepte in die Praxis. Mit Hinblick auf die vielfältigen vorliegenden Problemfelder in der Pflegepraxis, wie beispielsweise die Betreuung demenziell erkrankter Menschen im Setting Krankenhaus oder der hohen Prävalenz für Mangelernährung bei älteren Menschen im Krankenhaus, soll diese Arbeit zunächst dazu beitragen, bereits zur Verfügung stehendes Wissen aus der Theorie konzeptionell aufzubereiten und dieses in Form von zentralen Themenbereichen, für ein zu entwickelndes Praxiskonzept zur Verfügung zu stellen. Die Entscheidung für eine theoretisch-konzeptionelle Arbeit und somit gegen eine empirische Arbeit wurde aufgrund des dargestellten Hintergrunds bewusst getroffen.

1.2   Einordnung in das Forschungsprojekt „Prävention von Mangelernährung im Krankenhaus"

Die vorliegende Masterarbeit wird im Rahmen des Forschungsprojekts „Entwicklung, Umsetzung und Evaluation eines Konzeptes zur Prävention und Behandlung von Mangelernährung bei geriatrischen Patienten im Krankenhaus" der Hochschule Esslingen erstellt. Das Forschungsprojekt mit der Laufzeit von März 2017 bis Dezember 2019 ist ein vom Bundesministerium für Bildung und Forschung (BMBF) gefördertes Projekt, das im Rahmen der Förderlinie „Soziale Innovationen für Lebensqualität im Alter" (SILQUA-FH) Projekte an Fachhochschulen fördert. Hierbei sind praxisnahe Konzepte zu entwickeln, bei denen die Teilhabe älterer Menschen am Arbeits- und gesellschaftlichen Leben verbessert werden können (Bundesministerium für Bildung und Forschung 2015).

In Zusammenarbeit mit zwei kooperierenden Krankenhäusern werden im Rahmen des Forschungsprojekts theoriefundierte Konzepte zur bedarfs- und bedürfnisorientierten Ernährung geriatrischer Patientinnen/Patienten entwickelt und implementiert. Damit Aussagen über die Wirksamkeit des Konzepts sowie zu den gesundheitsökonomischen Auswirkungen abgeleitet werden können, wurde zur Evaluation ein Prä-Post-Design mit Fall- und Kontrollgruppe gewählt. Hierzu werden Bewohnerinnen/Bewohner aus zwei kooperierenden stationären Langzeitpflegeeinrichtungen mit Krankenhausaufenthalt bei einer T_0-Erhebung dahingehend untersucht, wie sich bestimmte ernährungsbezogene Parameter vor und nach Krankenhausaufenthalten darstellen. Bewohnerinnen/Bewohner aus den kooperierenden Krankenhäusern werden der Interventionsgruppe zugeordnet und alle anderen Bewohnerinnen/Bewohner der Kontrollgruppe. Nach Entwicklung und Implementierung des Konzeptes wird mit einer T_1-Erhebung erneut überprüft, ob Unterschiede hinsichtlich der spezifischen Ernährungsparameter zwischen der Interventions- und Kontrollgruppe festgestellt werden können.

Mit der vorliegenden Arbeit kann ein Teil der erforderlichen Aufbereitung des theoretischen Wissens für die Konzeptentwicklung abgedeckt werden. Des Weiteren besteht die Möglichkeit, dass sich in der T_1-Erhebung eine relevante Diskrepanz zwischen der Kontroll- und Interventionsgruppe abzeichnet. In diesem Fall kann die vorliegende Arbeit als Grundlage zur Konzeptentwicklung in den Einrichtungen der Kontrollgruppe verwendet werden, muss jedoch an die Bedingungen und Ressourcen der jeweiligen Einrichtungen angepasst werden.

1.3 Methodisches Vorgehen, Zielsetzung und Aufbau der Arbeit

Für die Erstellung dieser Arbeit erfolgte zunächst eine erste orientierende Literaturreche in den üblichen Datenbanken, wie beispielsweise Carelit, PubMed oder LIVIO (Medpilot) sowie im Bibliothekskatalog WebPAC der Hochschule Esslingen mit dem Ziel, einen Überblick über die Themenfelder Ernährungsmanagement, Mangelernährung bei älteren Menschen sowie Konzepte und Konzeptentwicklung zu erhalten. Dazu wurden grundlegende Suchbegriffe wie Ernährung, Mangelernährung, Geriatrie, Konzept, Konzeptentwicklung oder auch Schluckstörung oder Kachexie in deutscher und englischer Sprache verwendet. Nach dem Schneeballprinzip wurden die Suchbegriffe erweitert und mit Hilfe der Boole´schen Operationen kombiniert. Die Ergebnisse der ersten Literaturrecherche zeigte sowohl quantitativ, als auch qualitativ eine fundierte Ausgangslage. Auf Basis der Recherche fanden die thematische Einarbeitung und die Präzisierung der Zielstellung sowie der zentralen Fragestellungen der vorliegenden Arbeit statt. In Hinblick auf die eingangs beschriebene Relevanz der Thematik und der Notwendigkeit das Thema Mangelernährung konzeptionell aufzuarbeiten, wird mit dieser Arbeit folgendes zentrale Ziel verfolgt:

Die Thematik Mangelernährung bei älteren Menschen im Krankenhaus, auf Basis aktuell wissenschaftlicher Erkenntnisse in Form einer theoriebasierten Konzeptentwicklung aufzuarbeiten und dabei zentrale Themenbereiche zu identifizieren, die in ein Praxiskonzept einfließen können.

Darüber hinaus werden einige gezielte Handlungsempfehlungen zur Konzeptentwicklung für die Praxis abgeleitet, die dazu beitragen sollen, vergleichbar komplexe Themengebiete theoriebasiert aufarbeiten zu können. Mit der festgelegten Zielsetzung für diese Arbeit soll zunächst eine fundierte Antwort auf folgende zentrale Fragestellung gefunden werden:

Wie kann ein nachhaltiges Bewusstsein für die Relevanz von Mangelernährung im Krankenhaus geschaffen werden, so dass eine bedürfnis- und bedarfsorientierte Ernährungsversorgung für ältere Menschen im Krankenhaus sichergestellt werden kann?

Die damit verknüpften Teilfragen lauten:
* Welche wissenschaftlich fundierten Interventionen zur bedürfnis- und bedarfsorientierten Ernährungsversorgung bei älteren Menschen im Krankenhaus lassen sich identifizieren?
* Welche praktikablen Instrumente sind im Rahmen der Konzeptentwicklung verwendbar, müssen angepasst und können darüber hinaus mit anderen Verfahren und Instrumenten verbunden werden?
* Wie lassen sich die Aufgaben der verschiedenen Berufs- und Personengruppen innerhalb eines Konzeptes interdisziplinär organisieren?
* Wie kann einem zu entwickelnden Konzept ein präventiver Charakter verliehen werden?

Auf dieser Grundlage wurde eine angepasste systematische Literaturrecherche in den Datenbanken Carelit, PubMed, LIVIO (Medpilot) und Cinahl durchgeführt. Des Weiteren wurde im Bibliothekskatalog WebPAC und der elektronischen Zeitschriftenbibliothek (RDS) der Hochschule Esslingen nach Fachbüchern und Zeitschriftenaussätzen recherchiert. Auch die Fachgesellschaften DGEM und DGE wurden nach relevanter Literatur untersucht. Die zentralen Suchbegriffe für die Zielsetzung und zentrale Fragestellung der Arbeit waren Ernährung (nutrition), Mangelernährung (malnutrition), enterale Ernährung (enteral nutrition), parenterale Ernährung (parenteral nutrition), Screening, Assessment, ältere Menschen (elderly), Interventionen (interventions), Dysphagie (swallowing), Geriatrie (geriatric), Kachexie (cachexia), Gebrechlichkeit (frailty), Sarkopenie (sarcopenia), Leitlinie (Guideline) und die Begriffe Unter- und Fehlernährung (undernutrition). Die Suchbegriffe wurden teilweise mit Trunkierungen versehen und mit den Boole´schen Operationen kombiniert. In den Datenbanken wurden anschließend die jeweils datenbankspezifischen Filtersetzungen wie Review, Clinical Trial, Free full text oder Publication dates genutzt. Darüber hinaus wurde, wenn möglich nach Fachbereichen eingegrenzt, bzw. der Begriff Pflege (nurs*) in die Suchleiste mit aufgenommen. Die Literatur wurde anschließend im Hinblick auf die zentrale Zielsetzung und Fragestellung der Arbeit anhand der Titel und Abstracts gesichtet und entsprechend der Ein- und Ausschlusskriterien (Tabelle 1) weiter selektiert.

Einschlusskriterien	Ausschlusskriterien
Ältere Menschen	Literatur die sich ausschließlich auf spezifische Krankheiten wie beispielsweise Hepatitis, Pankreatitis oder hämatologischen und onkologischen Erkrankungen bezog
Literatur musste einem Peer Review Verfahren unterliegen oder von ausgewiesenen Fachkräften erstellt worden sein	Literatur, die sich im Zusammenhang mit Mangelernährung auf psychische Krankheiten wie beispielsweise anorexia nervosa bezog
Es wurde ausschließlich auf verfügbare, bzw. mit gerechtfertigtem Aufwand erreichbare Volltexte zurückgegriffen	nicht verfügbare und kostenpflichtige Literatur
Publikationen ab dem Jahrgang 2005	
Publikation musste in englischer oder deutscher Sprache erfolgen	

Tabelle 1: Ein- und Ausschlusskriterien der Literaturauswahl
(eigene Darstellung)

Für die Literaturrecherche zur Konzeptentwicklung wurde nach der gleichen Methodik vorgegangen. Hier stellte sich die Literaturrecherche jedoch als sehr übersichtlich dar. Theoretische Grundlagen zum Themenbereich Konzeptentwicklung in der Pflege wurden mit den Suchbegriffen Konzept* (concept*), Grundlage (basic*), und Pflege* (nurs*), in den oben genannten Datenbanken und Bibliotheken im Zeitraum von 2010 bis 2017 miteinander kombiniert und gesucht. Die Suchergebnisse zeigten zunächst sehr hohe Trefferzahlen an. Jedoch erwies sich bei der Sichtung der Literatur bereits anhand des Titels, dass es sich hier um bereits erstellte Konzepte handelt und nur wenig grundlegende Literatur zur Konzeptentwicklung an sich vorliegt. Dies weist bereits an dieser Stelle auf einen künftigen Forschungsbedarf hin. Der Suchbegriff Konzept* (concept*) wurde spezifiziert zu Konzeptentwicklung (concept development) und wieder kombiniert mit Pflege* (nurs*). Zwar reduzierte sich die Trefferzahl, jedoch wurden auch hier nur sehr vereinzelte Veröffentlichungen zur grundlegenden Konzeptentwicklung in Nachbardisziplinen gefunden.

Für die Erstellung der Arbeit wurde das Literaturverwaltungsprogramm Citavi 5 verwendet, so dass die Suchergebnisse in das Programm eingegeben und mit Schlagwörtern und Kategorien versehen wurden. Die weitere Bearbeitung der Literatur fand anschließend in diesem Programm statt und konnte zunehmend in das Produkt dieser Arbeit überführt werden. Im Verlauf der Arbeit wurde die Suche mit dem Ziel der themenspezifischen Vertiefung mit oben beschriebener Methodik erweitert. Hierzu wurde in relevanten peer-reviewed Zeitschriften, bei Fachgesellschaften oder ausgewiesenen Experten nach relevanten Empfehlungen oder Interventionen gesucht. Das weitere methodische Vorgehen im Verlauf der Arbeit orientiert sich an der Struktur der Konzeptentwicklung nach Elsbernd (2008; 2016), die in Kapitel 2 erläutert wird.

Nach der dargestellten Zielsetzung und den Fragestellungen der vorliegenden Arbeit beginnen mit dem zweiten Kapitel die Entwicklung und der Transfer der pflegewissenschaftlichen konzeptionellen Erarbeitung. Hierzu werden in Kapitel 2.1 die Elemente der Konzeptentwicklung nach Elsbernd (2008; 2016) erläutert. Der Transfergedanke soll während der gesamten Konzeptentwicklung präsent bleiben. Hierzu wird am Anfang der entsprechenden Unterkapitel das jeweils zu entwickelnde Konzeptelement zunächst erläutert und anschließend auf die Thematik der Arbeit bezogen. Im ersten Element der Konzeptentwicklung wird der Begründungsrahmen erarbeitet (Kap. 2.2). Mit den hieraus resultierenden Gründen für die Konzeptentwicklung wird im weiteren Vorgehen eine theoretische Grundlage für die weitere Arbeit aufgebaut. In der theoretischen Fundierung (Kap. 2.3) werden die in Zusammenhang stehenden Begrifflichkeiten und anschließend relevante Themengebiete in Bezug auf die Ernährung älterer Menschen dargelegt, so dass eine fundierte Ausgangslage für die weitere konzeptionelle Erarbeitung vorliegt. Eng mit der Thematik Mangelernährung bei älteren Menschen sind oftmals auch komplexe ethische Herausforderungen in der Pflegepraxis verknüpft. Hierzu haben Riedel und Lehmeyer (2016, 166) angelehnt an die Nimweger Methode ein Konzept für ethisch reflektiertes und ethisch begründetes Handeln in der Pflegepraxis entwickelt, auf das in Kapitel 2.3.3 näher eingegangen werden wird.

Eine besondere Herausforderung stellen die komplexen Anforderungen an Screening und Assessmentinstrumente in Zusammenhang mit Mangelernährung dar, hierzu werden vorhandene Instrumente aus der Literatur (Kap. 2.3.4) zunächst identifiziert und kritisch betrachtet. Vor der Ergebnisdarstellung wird in Kapitel 2.3.5 das Konzept „Demenzsensibles Ernährungsmanagement/Seniorenkost" des Klinikums Lüdenscheid als Good-Practice vorgestellt. Dieses Konzept zeigt innovative Wege im Rahmen des Ernährungsmanagements auf. Mit der Ergebnisdarstellung in Kapitel 2.3.6 wird die theoretische Verankerung abgeschlossen. Auf dieser Basis werden im weiteren Vorgehen mögliche Ziele für ein zu entwickelndes Konzept festgelegt (Kap. 2.4). Im anschließenden Kapitel 2.5 wird bezugnehmend auf die in Kapitel 2.3.4 vorgestellten Instrumenten ein Instrument aus der Langzeitpflege exemplarisch modifiziert und literaturbasiert weiterentwickelt. Des Weiteren werden verschiedene Instrumente sowie eine Handlungsanleitung dargelegt, die für ein zu entwickelndes Praxiskonzept interessant sein können, jedoch nicht validiert und somit auch nicht in der Pflegepraxis anwendbar sind. Benötigte Rahmenbedingungen und Ressourcen zur Einführung und Umsetzung des Konzeptes werden exemplarisch in Kapitel 2.6 erläutert. Abschließend wird in Kapitel 2.7 das Modell der Ernährungsversorgung älterer Menschen im Krankenhaus vorgestellt.

In Kapitel 3 werden in einem Fazit zunächst die zentrale Fragestellung sowie die Teilfragen der Arbeit beantwortet. Auf Basis der Erkenntnisse, die aus der vorliegenden Arbeit gewonnen werden konnten, werden anschließend einige Handlungsempfehlungen zur Konzeptentwicklung für die Praxis abgeleitet. Mit dem Fazit und den Handlungsempfehlungen wird nach einem Ausblick die Arbeit abgeschlossen.

2 Konzeptentwicklung in der Pflegepraxis

2.1 Methode der Konzeptentwicklung

Vor dem Hintergrund der eingangs beschriebenen komplexen Versorgungsanforderungen und den problematischen Rahmenbedingungen ist die Konzeptualisierung pflegerischer Arbeit unentbehrlich. (Elsbernd 2016, 14) Was ist jedoch unter der Begrifflichkeit Konzeptualisierung/Konzept zu verstehen? Begrifflich stammt das Wort „Konzept" aus dem Lateinischen „conceptus" und wird wörtlich mit „skizzenhafter Entwurf" oder „klar umrissener Plan" übersetzt. (Duden online o.J.) Somit wird für die komplexen Versorgungsanforderungen ein klar umrissener Plan benötigt. In der Literatur lassen sich viele konzeptuelle Ausarbeitungen zu relevanten Themen finden, jedoch gibt es selten Aussagen über die Methodik der Konzeptentwicklung an sich. Vereinzelt lassen sich in der Bezugswissenschaft „Soziale Arbeit" Methoden der Konzeptentwicklung finden wie beispielsweise die Leitbild- und Konzeptentwicklung von Graf und Spengler (2013) oder im Kontext der Kinder- und Jugendarbeit von Sturzenhecker und Deinet (2009). Speziell in der Pflegewissenschaft hat Elsbernd (2008; 2016) eine Systematik der Konzeptentwicklung, bestehend aus sieben Elementen entwickelt (Abb. 1) und aktuell weiterentwickelt. Die Systematik der Konzeptentwicklung nach Elsbernd (2008; 2016) lässt sich aufgrund des phasenhaften Vorgehens sehr gut nachvollziehen und erscheint insbesondere vor dem Hintergrund des Transfergedankens der vorliegenden Arbeit als sehr zuträglich. Zudem stellt dieses im Kontext der Pflegewissenschaft die einzig vorliegende Konzeptentwicklungssystematik dar.

Das Ziel der Konzeptentwicklung besteht darin, komplexen Themengebieten eine begründete inhaltliche und wertegeleitete Schwerpunktsetzung des Handelns zu geben. Dabei ist es erforderlich, die Rahmenbedingungen der Einrichtung und die wissenschaftlichen Erkenntnisse in einen Sinnzusammenhang zu bringen sowie das Handeln von verschiedenen Personen- und Berufsgruppen aufeinander abzustimmen (Elsbernd 2016, 15). In Pflegekonzepten werden „(...) gedanklich theoretische Begriffe und Zusammenhänge, Erklärungen und Annahmen zusammengeführt und Handlungspläne entwickelt, um sich gedanklich und theoretisch Klarheit zu einem Themenkomplex zu verschaffen und darauf aufbauend das Handeln in der Praxis sinnvoll zu strukturieren.

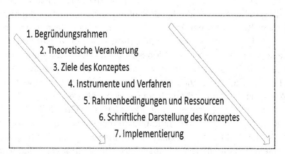

1. Begründungsrahmen
2. Theoretische Verankerung
3. Ziele des Konzeptes
4. Instrumente und Verfahren
5. Rahmenbedingungen und Ressourcen
6. Schriftliche Darstellung des Konzeptes
7. Implementierung

Abbildung 1: Elemente von Pflegekonzepten
(eigene Darstellung in Anlehnung an Elsbernd 2007)

Neben Zielen und Inhalten enthalten Pflegekonzepte auch Aussagen zu geeigneten methodischen Vorgehensweisen. Im Zentrum von Pflegekonzepten stehen Handlungspläne, die einen Entwurf zukünftigen Handelns darstellen. Pflegekonzepte sind daher Handlungskon-

© Springer Fachmedien Wiesbaden GmbH, ein Teil von Springer Nature 2019
R. Wientjens, *Entwicklung und Transfer pflegewissenschaftlicher Konzepte in die Praxis*, Best of Pflege, https://doi.org/10.1007/978-3-658-24309-8_2

zepte, die sich auf Einrichtungen (stationäre oder ambulante), Zielgruppen oder spezifische Situationen beziehen." (Elsbernd 2008, 56) Mit dieser Definition von Pflegekonzepten als Handlungskonzepte wird deutlich, dass es zunächst darum geht, verfügbares theoretisches Wissen zu bestimmten Themenbereichen aufzubereiten, für die Praxis sinnvoll zu strukturieren und nutzbar zu machen. Nachfolgend werden die ersten sechs Elemente der Konzeptentwicklung bearbeitet. Das siebte Element der Konzeptentwicklung, die Implementierung in die Versorgungspraxis, kann als ein eigenständiger Prozess betrachtet werden. Dieser Schritt stellt eine weitere sehr anspruchsvolle Arbeit dar, der jedoch aufgrund des begrenzten Umfangs dieser Arbeit nicht mit einbezogen werden kann (Elsbernd 2016, 31).

2.2   Ernährungsversorgung in der Pflege

In dem hier folgenden ersten Element der Konzeptentwicklung, dem Begründungsrahmen, sollen vorhandene pflegerelevante Probleme dargestellt werden. Dieser Schritt ist für die Konzeptentwicklung in der Hinsicht relevant, dass eine generelle Ausrichtung des Konzepts vorgenommen werden kann (Elsbernd 2016, 19). Der Begründungsrahmen besteht aus den drei Teilschritten Problemanalysephase, Problembewertungsphase sowie die Wertegebundenheit von Problemstellungen. In der Problemanalysephase wird das identifizierte Problem genau benannt und herausgearbeitet, damit die mit dem Problem verbundenen Ursachen und Wirkungen erkannt werden. In der darauf folgenden Problembewertungsphase werden Relevanz, Problemdimension, Beeinflussbarkeit des Problems sowie die damit zusammenhängenden Themen und Probleme systematisch überprüft und unter Zuhilfenahme verschiedener Analysefragen bewertet. Der letzte Teilschritt „Wertegebundenheit von Problemstellungen" ermöglicht innerhalb der Konzeptentwicklung eine Reflexion der Werte im Team. Die Haltung der Teammitglieder kann in Zusammenhang mit den komplexen Problemlagen offen reflektiert und angesprochen werden (Elsbernd 2016, 19-21).

Mangelnde Ernährungsversorgung älterer Menschen in der Pflege

Aufgrund physiologischer Prozesse kommt es bei älteren Menschen zu Veränderungen der Grundbedürfnisse. Speisen werden häufig als gleich schmeckend empfunden, appetitanregende Gerüche werden nur in hoher Konzentration wahrgenommen (Volkert und Sieber 2011, 247; Volkert 2013, e4). Die Hunger- und Sättigungsregulation verändert sich ebenfalls mit steigendem Lebensalter, wodurch der Essantrieb und auch das Durstempfinden gemindert werden können. Kommt es bei älteren Menschen zu einer verminderten Nahrungsaufnahme, können sie diese Defizite, selbst bei anschließend erhöhter Nahrungszufuhr, nur schwer wieder ausgleichen (Volkert und Sieber 2011, S. 247). Gerade im Krankenhaus treten Situationen der Nahrungskarenz aufgrund von Operationen, Untersuchungen oder sonstigen Gründen häufiger auf. Eine Vielzahl der Patientinnen/Patienten verlieren sogar während dem Krankenhausaufenthalt erheblich an Gewicht (Alvarez et al. 2015, 1832; Heersink et al 2015, 22; Löser 2010, 912; Löser 2011a, 42). Vielfältige Gründe führen im Krankenhaus zu Einschränkungen der Nahrungsaufnahme und zu unterschiedlichen Anforderungen an die Nährstoffzufuhr (Jordan 2011, 63). Defizite einer unzureichenden Nahrungsversorgung können zu einer Mangelernährung führen, so dass Anzeichen hierfür von Pflegekräften frühzeitig erkannt und mit entsprechenden Interventionen kompensiert werden müssen (Tannen 2011, 226). Vor dem Hintergrund, dass 56 % der geriatrischen Patientinnen/Patienten im Krankenhaus eine Mangelernährung aufweisen, benötigen kranke und pflegebedürftige Menschen im Krankenhaus oftmals besondere Unterstützung bei der Nahrungsaufnahme (DNQP 2017, 18; Volkert et al. 2013, e4). Der Unterstützungsbedarf zeigt sich bei älteren Menschen aufgrund der Morbidität und den verlangsamten Abläufen als anspruchsvoll und zeitintensiv

(Volkert et al 2013, e2). Tätigkeiten rund um die Essensversorgung werden in der Praxis oftmals als nachrangig empfunden und an Hilfspersonal delegiert. Dabei wird ihre Reichweite unterschätzt, so dass auch Versorgungsdefizite ursächlich für Mangelernährung sind (Volkert 2011, 91; Volkert 2009, 78).

Nachfolgend werden anhand von drei exemplarisch ausgewählten Berichten aus der Praxis[1] mögliche problemhafte Situationen aufgezeigt, die ursächlich für die Entstehung einer Mangelernährung sein können. Die Fallberichte wurden dem Critical Incident Reporting System (CIRS) entnommen. CIRS ist ein Berichts- und Lernsystem in dem anonym, freiwillig und unter Sanktionsfreiheit von kritischen Ereignissen oder Beinahe-Fehlern während der Patientenversorgung berichtet werden kann (Aktionsbündnis Patientensicherheit 2016, 7).

1.   Ernährungsversorgung bei Menschen mit Demenz
Im ersten Fall wird berichtet, dass ein dementiell erkrankter Patient im Krankenhaus während der Speisenversorgung beinahe eine Marmeladenpackung aufgegessen hat. Dem Bericht ist darüber hinaus zu entnehmen, dass dieser Fall häufig und (1x/Monat) wiederkehrend ist (Cirsmedical, Fall-Nr: 37496). Patienten mit Demenz sind häufig von einem relevanten Gewichtsverlust betroffen und weisen im Besonderen in späteren Erkrankungsstadien kognitive Defizite auf (Volkert 2013, e15; Bauer et al. 2008, 307). Gerade diese vulnerable Personengruppe erfordert eine regelmäßige Überwachung des Ernährungszustandes und der individuellen Ernährungsmaßnahmen (Volker 2013, e15). Entscheidend für die Unterstützung der Nahrungszufuhr ist dabei der Einsatz von ausreichendem Personal mit der entsprechend ausreichenden Zeit (DNQP 2017, 93).

2.   Ernährungsversorgung bei Schluckstörungen
Ein weiterer Bericht zeigt die Problematik im Umgang mit Schluckstörungen auf. Beschrieben wird hier, dass in einer geriatrischen Abteilung ein Praktikant die Serviceassistentin bei der Essenausgabe unterstützte und einer Patientin mit Schluckstörungen Tee verabreichte, der nicht angedickt war. Die daraus entstandenen Folgen können dem Bericht nicht entnommen werden (CIRSmedical, Fall-Nr: 19648). Jedoch sind Schluckstörungen eine häufige Ursache für Mangelernährung (Volkert 2013, e12; Lindner-Pfleghar et al. 2017, 173) und führen in diesem Zusammenhang auch oftmals zu sogenannten stillen Aspirationen (Volkert und Sieber 2011, 248). Pflegerische Tätigkeiten an ungelerntes Pflegepersonal zu delegieren (Tannen 2011, 230) zeigt sich bereits vor diesem exemplarisch ausgewählten Bericht als äußerst problematisch und nicht hinnehmbar.

3.   Dehydration nach Sturz
Der nachfolgende Fall schildert, dass eine demenziell erkrankte Patientin nach einem Sturz mit Oberarmkopf- und Beckenfraktur ins Krankenhaus eingeliefert wurde und ihr über einen längeren Zeitraum keine Flüssigkeit zugeführt wurde, bzw. sie nicht beim Trinken unterstützt wurde. Die Patientin erhielt erst am 2. Tag nachmittags eine Infusion, nachdem bereits eine reduzierte und hoch konzentrierte Ausscheidung festgestellt wurde (CIRSmedical, Fall-Nr: 123993). Grundlegend ist in diesem Zusammenhang anzumerken, dass eine längere Nüch-

---

[1] Die Quellenangabe der exemplarisch dargestellten Fälle kann aus Datenschutzgründen nicht mit der Internetseite hinterlegt werden. Zum Aufrufen des entsprechenden Online Berichts müssen die Fallnummern in die Fallsuche unter www.cirsmedical.ch/ eingegeben werden.

ternheit vor Operationen nach aktuellen Gesichtspunkten nicht mehr indiziert ist, so dass klare Flüssigkeiten bei Patientinnen/Patienten ohne Aspirationsrisiko noch bis zu zwei Stunden vor der OP erlaubt sind (Weimann et al. 2013, e157). Patientinnen/Patienten, die nicht mehr selbstständig trinken und essen können, sind auf eine adäquate pflegerische Unterstützung und Umgebungsgestaltung (erreichbares Trinken) angewiesen (Volkert 2011, 91). In der aktuellen Literaturstudie des DNQP wurde in diesem Zusammenhang Des Weiteren auf einen signifikanten Zusammenhang zwischen Dehydration bei Aufnahme von Patienten mit Hüftfraktur und Dekubitus bei Entlassung hingewiesen (DNQP 2017, 57).

Die exemplarisch dargestellten Berichte spiegeln mögliche Problemstellungen im Kontext der Ernährungsversorgung im Krankenhaus wieder. Die hier dargestellten Problemlagen beanspruchen für sich nicht, eine vollständige Präsentation der vorliegenden Probleme in der Pflegepraxis abzubilden, sondern gewähren in Zusammenhang mit mangelnder Ernährungsversorgung lediglich einen Einblick in problematische Versorgungssituationen.

2.2.1 Problemanalysephase
In der folgenden Problemanalysephase können verschiedene Methoden eingesetzt werden, die den Analyseprozess unterstützen. Dabei können aufschlussreiche Informationen über Fehlerarten, -orte oder auch Fehlerhäufigkeiten dargelegt werden (Theden 2015, 723). Mit dem Ziel das Problem genauer zu erfassen und das mit dem Problem verbundene Ursache-Wirkungsmuster darzulegen, wird im Folgenden das Ishikawa-Diagramm (Abbildung 2) verwendet (Elsbernd 2016, 19). Das Ishikawa-Diagramm unterstützt den Analyseprozess darin, vorliegende Probleme in die jeweiligen Ursachen zu zerlegen, um diese in einem anschließenden Schritt zu bewerten.

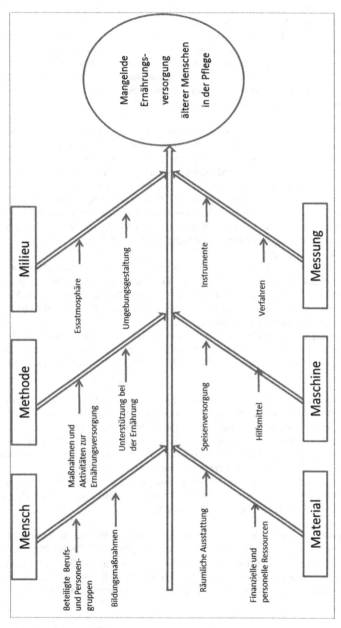

Abbildung 2: Ursachen-Wirkungsdiagramm
(eigene Darstellung)

Ursächlich können für die mangelnde Ernährungsversorgung im pflegerischen Alltag vielfältige Faktoren vorliegen. Zur Strukturierung werden die ursächlichen Faktoren unter Zuhilfenahme der 6M-Methode in Kategorien eingeteilt. Die Kategorien Mensch (z. B. beteiligte Personen), Methode (z. B. Arbeitsweise), Milieu (z. B. Arbeitsumfeld), Material (z. B. Werkstoffe), Maschine (z. B. Werkzeuge oder Geräte) und Messung (Messmethoden) können je nach Bedarf auch auf 4 oder 8 Kategorien reduziert, bzw. erweitert werden (Theden 2015, 736). Für die Ursachenbeschreibung wird im Kontext dieser Problemanalyse ein Detaillierungsgrad gewählt, der ein möglichst breites Spektrum an exemplarischen Ursachen für die weitere konzeptionelle Erarbeitung zulässt.

Mensch: An der Ernährungsversorgung sind viele verschiedene Berufsgruppen wie Pflege- und Ernährungsfachkräfte, Ärztinnen/Ärzte, Therapeuten, Küchen- und Hauswirtschaftspersonal beteiligt. Auch die Patientinnen/Patienten selber sowie deren Angehörige oder Ehrenamtliche haben Einfluss auf die Ernährungsversorgung. Damit die bedürfnis- und bedarfsorientierte Ernährung zur Prävention einer Mangelernährung gelingt, sind zwischen den verschiedenen Berufs- und Personengruppen gute Absprachen nötig (Volkert 2013, e6, Volkert 2009, 83). Gerade die Personengruppe Patientinnen/Patienten, Angehörige, Ehrenamtliche oder ungelernte Hilfskräfte benötigen in den erforderlichen Situationen Schulung, Beratung und Anleitung, damit die Ernährungsversorgung sichergestellt werden kann (Volkert 2013 et al., e6; Tannen 2011, 229).

Aufgrund der Nähe zu den Patientinnen/Patienten verfügen Pflegefachkräfte über weitreichende Informationen in Bezug auf die individuelle Ernährungssituation und den entsprechend pflegerischen Unterstützungsbedarf. Wird dieses Wissen nicht genutzt, können die Gegebenheiten und Notwendigkeiten nicht adäquat eingeschätzt werden (DNQP 2017, 28). Somit stellt ein fehlendes Bewusstsein und Wissen über die Ernährungsversorgung eine Barriere für die bedarfs- und bedürfnisorientierte Ernährung dar. Entsprechende Bildungsmaßnahmen sind erforderlich, die durch regelmäßige Fortbildungen langfristig vertieft werden müssen (DNQP 2017, 66; Volkert 2013, e19; Tannen 2011, 229).

Methode: Der Begriff Ernährungsversorgung/Ernährungsmanagement ist ein Überbegriff für alle Maßnahmen und Aktivitäten, die innerhalb einer Institution in Bezug auf Ernährung umgesetzt werden (Valentini et al. 2013, 104). Damit für ältere Menschen eine ausreichende Ernährungsversorgung sichergestellt werden kann, sollten die entsprechenden Maßnahmen und Aktivitäten sowie die damit zusammenhängenden Handlungsanleitungen standardisiert sein (Volkert 2013, e19) und an individuelle Bedürfnisse, Fähigkeiten und Wünsche angepasst werden (Volkert 2013, e5). Fehlende Standardisierungen führen zu eingefahrenen Vorgehensweisen sowie zu einem Qualitätsverlust in der Versorgung und damit zu einem Schaden für die Patientinnen/Patienten (Volker 2009, 77).

Milieu: In der Literatur wird häufig auf die Relevanz und den Einfluss der Essumgebung und -atmosphäre hingewiesen (Löser 2010, 914, Tannen 2011, 227; DNQP 2017, 88-90). Die ernährungsfördernde Gestaltung der Esssituation stellt hierbei eine Grundvoraussetzung für den Erfolg der geplanten Interventionen dar (Volkert 2009, 83). Die Aufforderung und Ermutigung zu essen, sowie die emotionale Unterstützung verbessern den Essvorgang (Volkert 2013, e4).

Material: Knappe personelle und zeitliche Ressourcen in den Kliniken oder die Tendenz zur verkürzten Liegedauern erschweren die Möglichkeiten für eine angemessene Ernährungsversorgung (DNQP 2017, 87; Volkert 2009, 86). Die erforderlichen Rahmenbedingungen wie angemessene Personalausstattung, ausreichend große Patientenzimmer, Tages-/Speiseräume, ein entsprechendes Angebot an Speisen und Getränken sind erforderlich, um eine bedürfnis- und bedarfsorientierte Ernährung in der Pflege zu gewährleisten und somit eine Mangelernährung zu vorzubeugen.

Maschine: Der fehlende Einsatz von geeigneten Hilfsmitteln steht oftmals in Zusammenhang mit der reduzierten Nahrungsaufnahme (Löser und Löser 2011a, 103). Die Verwendung von speziellen Hilfsmitteln wie Griffverdickungen, speziellen Bechern oder Antirutschunterlagen können bei Patientinnen/Pateinten mit entsprechenden Grunderkrankungen, zu einer gesteigerten Nahrungsaufnahme führen. Aufgrund dessen sollten ausreichende Hilfsmittel in den Kliniken nicht nur vorhanden sein sondern auch genutzt werden.

Messung: Die systematische Erfassung der individuellen Ernährungssituation mit geeigneten Instrumenten (Screening und Assessment) sowie die Planung und Umsetzung entsprechender Maßnahmen sind bei älteren Menschen im Krankenhaus unabdingbar (DNQP 2017, 22-27; Schreier 2010, 13). Dabei zielen die aus der Erfassung abgeleiteten Interventionsmaßnahmen auf die Beseitigung der Ursachen und auf die Sicherung der bedarfsdeckenden Energie- und Nährstoffzufuhr ab (DNQP 2017, 27; Volkert 2009, 77).

2.2.2 Problembewertung Relevanz

Werden Ursachen und Probleme, die in Verbindung mit Mangelernährung stehen nicht gelöst, kommt es zu einer sinkenden Versorgungsqualität in der entsprechenden Institution. Aufgrund der vielfältigen und komplexen Ursachen wurde in den letzten Jahren eine Reihe von theoriebasierten Leitlinien, Expertenstandards und Handlungsempfehlungen entwickelt und veröffentlicht. Damit dieses bereits vorhandene und zur Verfügung stehende Wissen in der Praxis angewendet werden kann, ist die Bereitschaft zur interdisziplinären Zusammenarbeit eine grundlegende Bedingung (Volkert 2011, 96). Die anhaltend hohen Prävalenzraten von mangelernährten älteren Menschen im Krankenhaus weisen darauf hin, dass es trotz der guten theoretischen Fundierung noch nicht gelungen ist, das Wissen nachhaltig in die Praxis zu implementieren. Patientenbezogene physische und psychische Folgen zeigen sich sowohl in Form von Abgeschlagenheit, verminderter geistiger Leistungsfähigkeit, verstärkter Schmerzempfindlichkeit oder einem höheren Grad der Abhängigkeit (Löser 2011a, 50), als auch durch erhöhte Morbidität, Mortalität, längerer Krankenhausverweildauer und Einbußen der Lebensqualität (DNQP 2017, 57; Smoliner, Volker und Wirth 2013, 48; Löser 2011a, 42-44; Löser 2010, 913; Pirlich et al. 2006, 564). Hinzu kommen relevante ökonomische Auswirkungen auf das Gesundheitssystem. Expertinnen/Experten rechnen mit hohen Belastungen für das Gesundheitssystem (Löser 2010, 915; DNQP 2017, 58) und schätzen die jährlichen Zusatzkosten auf 9 Mrd. Euro in Deutschland (Löser 2011a, 221).

Problemdimension

Defizite in der klinischen Ernährungsversorgung beeinflussen die Versorgungsqualität im Krankenhaus erheblich und führen zu oben genannten Ausmaßen, von denen sowohl Patientinnen/Patienten, Personal als auch die Institution betroffen sind. Die Sicherstellung der Ernährungsversorgung erfordert eine berufsübergreifende Zusammenarbeit der verschiedenen Professionen, die durch entsprechende multiprofessionell geltende Verfahrensregeln festgelegt werden müssen (DNQP 2017, 20). Dieser hohe Anspruch an eine gute interdisziplinäre Zusammenarbeit bedeutet zugleich eine hohe Unterstützungsbereitschaft der Einrichtung.

Beeinflussbarkeit
Zur Verhinderung einer mangelnden Ernährungsversorgung ist ein gutes Ernährungsmanagement mit qualifizierten Fort- und Weiterbildungsmaßnahmen in den Einrichtungen erforderlich. Führungskräfte stehen hierbei in der Verantwortung die erforderlichen finanziellen, personellen und zeitlichen Ressourcen zur Verfügung zu stellen und die Umsetzung der entsprechenden Verfahren in die Praxis zu unterstützen (Volkert 2013, e19; Tannen 2011, 229).

Korrelierende Themen und Probleme
Die Problematik Mangelernährung greift darüber hinaus beispielsweise auch in weitere Bereiche wie Rehabilitation, Wundversorgung oder Sturzprophylaxe ein. Patientinnen/Patienten mit Mangelernährung sind vermehrt von Pflegeabhängigkeit betroffen, was dazu führen kann, dass sie nicht mehr in ihre gewohnte Umgebung entlassen werden können. Hierfür wird ein gutes und funktionierendes Entlassmanagement benötigt (Tannen 2011, 112). Die gesellschaftlichen und gesundheitspolitischen Auswirkungen einer mangelnden Ernährungsversorgung begrenzen sich daher nicht nur auf den Sektor Krankenhaus, sondern betreffen auch die weiterversorgenden Sektoren der stationären Langzeitpflege und den ambulanten Bereich.

2.2.3 Wertgebundenheit von Problemstellungen
Mangelernährung bei älteren Menschen im Krankenhaus kann auf sensible Themengebiete wie Nahrungsablehnung oder die Entscheidung für oder gegen eine künstliche Ernährung treffen. Diesbezüglich können die beteiligten Berufsgruppen unterschiedliche Ansichten vertreten. In diesem Zusammenhang können Werte als bewusste oder unbewusste Orientierungsstandards und Leitvorstellung verstanden werden, von denen sich Personen bei der Handlungswahl entsprechend leiten lassen (Höffe 2008, 344). Die Unterstützung bei der Nahrungsaufnahme ist ein wichtiger Bestandteil der pflegerischen Fürsorge (Oehmchen et al. 2013, 112). Mögliche Problemstellungen in ethisch reflexionswürdigen Entscheidungsprozessen können entstehen, wenn über das Für und Wider einer PEG-Anlage entschieden werden muss und Unklarheiten in Bezug auf den Patientenwillen bestehen oder bei einer palliativ verlaufenden Krankheit der freiwillige Verzicht auf Essen und Trinken ein Hinweis darauf ist, dass kein Lebenswille mehr besteht also ein Ausdruck des selbstbestimmten Sterbens ist. Das Zulassen des autonomen Umgangs mit dem eigenen Leben der Betroffenen fällt Teammitgliedern oftmals nicht leicht. Eine Wertereflexion der Teammitglieder stellt hierbei eine große Chance und Möglichkeit dar, sich zu kritischen Themen offen auszutauschen und die eigene Wertehaltung zu reflektieren (Elsbernd 2016, 21).

Fazit:
Resümierend lassen sich an dieser Stelle folgende Gründe darstellen, die eine Konzeptentwicklung zur Strukturierung pflegerischer Handlungsabläufe in der Praxis erforderlich machen:

- Die Prävalenz für Mangelernährung bei geriatrischen Patientinnen/Patienten im Krankenhaus ist sehr hoch (Pirlich et al. 2006, 564). Gerade diese Menschen sind häufig von mehreren chronischen Krankheiten gleichzeitig betroffen, die Auswirkungen auf den Ernährungszustand haben. Das bedeutet für die Pflegefachkräfte, dass sie sich in der Pflegepraxis oftmals in komplexen Versorgungssituationen wiederfinden.

- Ältere Menschen im Krankenhaus benötigen aufgrund ihrer Morbidität und der verlangsamten Abläufe besondere Unterstützung bei der Nahrungsaufnahme (DNQP 2017, 18; Volkert et al. 2013, e4). Das Bewusstsein für die Komplexität der Thematik und die Auswirkungen von Mangelernährung wird in der Pflegepraxis nicht immer wahrgenommen. Erschwerend kommt eine oftmals prekäre Personalsituation hinzu. (Volkert 2011, 91; Volkert 2009, 78).

- Die frühzeitige Einschätzung des Ernährungszustands und der Ernährungssituation spielen bei der Ernährungsversorgung eine wichtige Rolle. Wird der Bedarf nicht rechtzeitig erkannt, kann es bereits in einem sehr kurzen Zeitraum zu einer Mangelernährung mit drastischen Konsequenzen für die Betroffenen kommen (Volkert und Sieber 2011, S. 247).

- Im Krankenhaus führen beispielsweise Operationen oder aufwendige Untersuchungen zu längeren (oftmals auch unnötigen) Nüchternzeiten, die zu weiteren Defiziten in der Nahrungsversorgung führen können. Hierzu werden in den Einrichtungen standardisierte Handlungsabläufe benötigt (Alvarez et al. 2015, 1832; Heersink et al 2015, 22; Löser 2010, 912; Löser 2011a, 42, Jordan 2011, 63).

- Aufgrund der Nähe zu/zu Patientinnen/Patienten können Pflegefachkräfte einschätzen, ob pflegerische Interventionen zur Nahrungsaufnahme ausreichend oder weitere ernährungsmedizinische Maßnahmen notwendig sind. Hier stellt die

- Koordination des Zusammenwirkens eine zentrale Aufgabe in der Pflege dar (DNQP 2017, 28).

2.3   Theoretische Fundierung – Mangelernährung bei älteren Menschen im Krankenhaus

Um der Komplexität des Themas gerecht zu werden, findet im zweiten Element der Konzeptentwicklung die theoretische Fundierung statt. Elsbernd (2016, 22) konstatiert hierzu, dass problemorientiert nach literaturbasierten Lösungen gesucht werden soll. Dabei wird die praktische Perspektive auf das Problemfeld durch die theoretische Auseinandersetzung mit dem Thema erweitert. Die hierzu verwendete Literatur soll den anerkannten Gütekriterien der Forschung entsprechen und Fach- und Lehrbücher, Literaturstudien und wenn vorhanden auch Reviews und Metaanalysen einschließen (Elsbernd 2008, 60, Elsbernd 2016, 23). Dieses Element der Konzeptentwicklung kann nach Elsbernd (2016, 22-23) in folgende Teilschritte aufgeteilt werden:

1.   Begriffe und Definitionen

An dieser Stelle soll eine genaue und begründete Festlegung der zentralen Begriffe erfolgen, damit spätere Revidierungen möglich sind. Durch die inhaltliche Auseinandersetzung mit unterschiedlichen Begriffen und Definitionen ist es möglich weitere thematische Bereiche zu erschließen.

2.   Identifikation der unterschiedlichen Themengebiete

Für diesen Teilschritt muss eine breit angelegte Literaturrecherche durchgeführt werden, damit relevante Unterthemen identifiziert und bearbeitet werden können. Hierbei sollen Aussagen über zusammenhängende Gründe, Ursachen und Anzeichen von Problemen sowie Lösungen und Interventionsarten, ethische oder rechtliche Dimensionen des Themas getroffen werden.

3. Identifikation von brauchbaren Instrumenten
Die Suche nach bewährten und brauchbaren Instrumenten für die Praxis ist in der Hinsicht hilfreich, als dass die Instrumentenentwicklung an sich einen komplexen Prozess darstellt, so dass nach möglichst bewährten Instrumenten recherchiert und dabei auch nach Implementierungshinweisen gesucht werden sollte.

4. Identifikation von „Best-Practice"
Dieser Teilschritt zielt darauf ab, in Erfahrung zu bringen, wie andere Einrichtungen im In- oder Ausland mit dem Thema umgegangen sind.

Für die Konzeptentwicklung in der Pflegepraxis stellt das zweite Element der Konzeptentwicklung eine anspruchsvolle Aufgabe dar, die in Form von fachlicher oder struktureller Hilfestellungen unterstützt werden kann (Elsbernd 2016, 24).

2.3.1 Begriffsbestimmungen
Das Ziel dieser Arbeit besteht in der konzeptionellen Erarbeitung der Thematik „Bedarfs- und bedürfnisorientierte Ernährung im Krankenhaus zur Verhinderung einer Mangelernährung". Der Fokus wird hierbei auf ältere Menschen gelegt, da diese zum einen von besonders hohen Prävalenzzahlen für Mangelernährung betroffen sind und zum anderen oftmals komplexe und chronische Krankheitsverläufe mit relevantem Einfluss auf die Ernährungsversorgung aufweisen. (Pirlich et al. 2006, 564; Volkert et al. 2013, e2) Vor diesem Hintergrund werden zunächst die Begrifflichkeiten „Ältere Menschen" sowie „Mangelernährung" näher betrachtet.

Ältere Menschen
Das Altern beschreibt einen lebenslangen Prozess, der keineswegs bei allen Menschen von Geburt bis ins hohe Lebensalter gleich verläuft. Abhängig von den individuellen Lebenserfahrungen, dem subjektiven Erleben sowie den körperlichen und geistigen Altersanzeichen verläuft das Altern bei allen Menschen verschieden somit stellt die hier in den Fokus genommene Zielgruppe eine sehr heterogene Personengruppe dar. Mit steigendem Lebensalter nimmt die Multimorbidität zu und die Lebensqualität ab. Besonders prägnant zeigt sich diese Entwicklung im Bereich der Hochaltrigen, also der Menschen, die älter sind als 80 Jahre (Flor 2015, 1; Wahl, Heyl 2015, 15-20). Neben der Zunahme körperlicher Erkrankungen wie beispielsweise Krebserkrankungen oder Erkrankungen des Herz-Kreislauf-Systems nehmen auch psychische Erkrankungen in Form von Demenz insbesondere des Typs Alzheimer im Alterungsprozess zu. Gerade der damit einhergehende „Gedächtnisverlust, dem Verlust grundlegender Orientierungen (...) und ehemals selbstverständlicher Alltagskompetenzen" (Wahl, Heyl 2015, 20) stellt sich für ältere Menschen als sehr belastend dar. Somit weisen geriatrische Patienten/Patientinnen durch das Vorhandensein von mehreren akuten und oder chronischen Gesundheitsproblemen vielfältige Probleme auf (Volker et al 2013, S. e2). Unsicherheiten bestehen auch in Bezug auf Begrifflichkeiten und Altersgrenzen – wann sprechen wir überhaupt von älteren Menschen? Da sich durch die steigenden Lebenserwartungen der Lebensabschnitt des Alterns verlängert, wird hier nochmal eine Differenzierung vorgenommen. So wird die Gruppe der älteren Menschen in „junge Alte" (60-80 Jahre) und „alte Alte" (80 Jahre und älter) unterteilt (Flor 2015 1; Wahl, Heyl 2015, 99). Wird in der folgenden Konzeptentwicklung von älteren Menschen geschrieben, sind vor diesem Hintergrund alle Menschen > 60 Jahren eingeschlossen.

Mangelernährung bei älteren Menschen

Physiologische Alterungsprozesse führen mit steigendem Lebensalter dazu, dass die funktionellen Reserven fast aller Organe abnehmen. Daher kann die Gewichtsabnahme bei älteren Menschen als Zeichen des physiologischen Alterungsprozesses gewertet werden (Volkert und Sieber 2011, 250). Wichtig ist jedoch zu unterscheiden, ob die Gewichtsabnahme auch wirklich einen physiologischen Prozess abbildet oder eher als pathologisch zu werten ist (Volkert und Sieber 2011, 246). Ältere Menschen sind häufig von akuten und chronischen Krankheiten betroffen, die die Ernährung beeinflussen oder erschweren und mit einem erhöhten Risiko für Mangelernährung einhergehen (Volkert 2013, e2). Ist die Nahrungsmenge anhaltend deutlich reduziert (ca. < 50 % des Bedarfs für mehr als drei Tage), sprechen Volkert et al. (2013, e2) von einem **Risiko für Mangelernährung**. Mangelernährung als Begrifflichkeit ist derzeit weder national noch international übereinstimmend definiert (DNQP 2017, 44; Volkert 2013, e2; Löser 2010, 12). Allgemein kann unter Mangelernährung jedoch ein Zustand verstanden werden, der aufgrund einer unzureichenden Nahrungsaufnahme entsteht und zu einer veränderten Körperzusammensetzung sowie zur einer beeinträchtigten Funktion führt (Bauer und Kaiser 2011, 13). Der DNQP (2017,18) lehnt sich mit der Definition von Mangelernährung im Expertenstandard an die Definition der Deutschen Gesellschaft für Ernährung (DGE) an. Hier wird Mangelernährung als „anhaltendes Defizit an Energie und/ oder Nährstoffen, im Sinne einer negativen Bilanz zwischen Aufnahme und Bedarf, mit Konsequenzen und Einbußen für Ernährungszustand, physiogische Funktion und Gesundheitszustand" verstanden.

Volkert et al. legt in der Leitlinie für klinische Ernährung in der Geriatrie (2013, e2) folgende Kriterien für Mangelernährung bei älteren Menschen fest:

- BMI < 20 kg/m^2
- Ein unbeabsichtigter Gewichtsverlust von > 5 % in 3 Monaten **oder** > 10 % in 6 Monaten

Mangelernährung wird in diesem Zusammenhang häufig in Verbindung mit Gewichtsverlust und niedrigem BMI bei untergewichtigen Menschen gebracht. Unerkannt bleibt hierbei, dass auch übergewichtige und adipöse Menschen von einem unbeabsichtigten Gewichtsverlust und somit von einer Mangelernährung – insbesondere im Sinne eines Mikronährstoffmangel – betroffen sein können (Bischoff und Damms-Machado 2011, 334; Bischoff, Damms-Machado und Weser 2010,100). Ernährung beinhaltet jedoch nicht nur die Aufnahme von fester Nahrung sondern auch von Flüssigkeit (Valentini et al. 2013, S. 104). Auch hier weisen ältere Menschen aufgrund physiologischer Altersveränderungen wie beispielsweise reduziertes Durstempfinden oder falsche Trinkgewohnheiten ein erhöhtes Risiko für die Entstehung von **Flüssigkeitsmangel** auf (Volkert und Sieber 2011, S. 262). Im aktuellen Expertenstandard (DNQP 2017, 47) wird festgehalten, dass „Flüssigkeitsmangel (Dehydration) oder Austrocknung (Exikose) (...) ein Defizit an Körperwasser und Natrium [ist] (...), das sich sowohl aus einer zu geringen Aufnahme als auch durch eine zu hohe unausgeglichene Ausscheidung ergeben kann". Zum Ausgleich der täglichen Flüssigkeitsverluste empfiehlt Volkert et al. (2013, e21) bei gesunden, älteren Menschen eine tägliche Trinkmenge von 30ml / kg. Des Weiteren wird darauf verwiesen, dass zusätzliche Verluste durch beispielsweise Fieber, Diarrhoe oder Erbrechen mit einer entsprechend erhöhten Flüssigkeitszufuhr ausgeglichen werden müssen.

Für die vorliegende Arbeit werden aufgrund der Aktualität und der Zielgruppenorientierung die dargestellte Definition des DNQP (2017) für Mangelernährung und Flüssigkeitsmangel sowie die Kriterien für Mangelernährung aus der Leitlinie für klinische Ernährung in der Geriatrie übernommen. Festgehalten werden soll an dieser Stelle außerdem, dass unter Nahrung sowohl feste, als auch flüssige Nahrungsmittel verstanden werden und an den jeweiligen Stellen nicht mehr explizit daraufhin gewiesen wird.

Formen der krankheitsspezifischen Mangelernährung

Entsteht eine relevante Gewichtsabnahme aufgrund von Krankheit oder ungünstigen Lebensstilfaktoren, wird innerhalb der S3-Leitlinie (wissenschaftsbasierte Terminologie für die klinische Ernährung) zwischen den Syndromen krankheitsspezifische Mangelernährung, Sarkopenie und Kachexie unterschieden (Valentini et al. 2013, 102; Bauer et al. 2008, 305). Zum grundlegenden Verständnis werden zunächst die unterschiedlichen Formen der Mangelernährung nach Valentini et al. (2013, 102) dargestellt:

1.   krankheitsspezifische Unterernährung

Eine krankheitsspezifische Unterernährung ist das Resultat einer chronischen Unterernährung ohne Entzündungszeichen bei Personen, die unter ärztlicher oder pflegerischer Betreuung stehen, wie beispielsweise bei Patientinnen/Patienten mit Demenz, Depression oder Dysphagie. Ursächlich für diese Form der Mangelernährung sind eine verminderte Energieaufnahme von weniger als 60% des Nährstoffbedarfs oder auch die Auswirkungen einer unzureichenden Aufspaltung oder Aufnahme von Nahrungsbestandteilen (Valentini et al. 2013, 102).

2.   chronische krankheitsspezifische Mangelernährung

Bei der chronischen krankheitsspezifischen Mangelernährung liegt im Gegensatz zur krankheitsspezifischen Unterernährung eine milde oder mäßige Entzündung in Form von beispielsweise Organerkrankungen, wie Herzinsuffizienz oder Leberzirrhose, onkologischen oder chronisch entzündlichen Erkrankungen vor. Diese Form der Mangelernährung entsteht aufgrund einer verminderten Nahrungsaufnahme sowie der Auswirkungen der entzündlichen Erkrankung. Diese Kategorie der Mangelernährung weist eine starke Überlappung zur Kachexie auf, die nachfolgend expliziter aufgeführt wird (Valentini et al. 2013, 102).

3.   Akutkrankheitsspezifische Mangelernährung

Die akutkrankheitsspezifische Mangelernährung wird oftmals auch als Stressmetabolismus bezeichnet und entsteht im Rahmen einer Entzündungsantwort des Körpers auf intensivpflichtige Erkrankungen oder Verletzungen. Hier werden Proteine im Rahmen bestimmter Prozesse abgebaut.

Mittels intensivmedizinischer Behandlung werden entsprechende Nährstoffe zur Unterstützung lebenswichtiger Organ- und Stoffwechselstörungen verabreicht (Valentini et al. 2013, 102). Tabelle 2 zeigt die vielfältigen Kriterien zur Erfassung der jeweiligen krankheitsspezifischen Form der Mangelernährung auf.[2]

Allgemeine Kriterien der krankheits-spezifischen Mangelernährung[3, 4]	Krankheits-spezifische Unterernährung	Chronische krankheits-spezifische Mangel-ernährung
Kriterien: • BMI <18,5 kg/m^2 **oder** • Unbeabsichtigter Gewichts-verlust >10% in den letzten 3-6 Monaten **oder** • BMI <20 kg/m^2 und unbeabsichtigter Gewichtsverlust >5% in den letzten 3-6 Monaten • Nüchtern-periode von > 7 Tagen	Kriterien: • BMI <18,5 kg/m^2 **oder** • Unbeabsichtigter Gewichts-verlust >10% in den letzten 3-6 Monaten **oder** • BMI <20 kg/m^2 und unbeabsichtigter Gewichtsverlust >5% in den letzten 3-6Monaten **oder** • Nüchtern-periode von > 7 Tagen **und** • Trizepshautfaltendicke <10. Perzentile **und** • Routine Entzündungsmarker sind im Normal-bereich	Kriterien: • Allgemeine Kriterien der krankheits-spezifischen Mangelernährung **und** • reduzierte Energieaufnahme von ≤75% des geschätzten Energie-bedarfs für ≥1 Monat **oder** • verminderte Muskelmasse <10. Perzentile Armmuskel-fläche (AMA) oder <80% Kreatinin-Größen-Index **und** • Spezifische Scores als Zeichen von Krankheitsaktivität, erhöhte CRP Serum-konzentrationen oder eine Plasma-albuminkonzentration <35g/L

Tabelle 2: Kriterien der krankheitsspezifischen Mangelernährung
(Eigene Darstellung nach Valentini 2013, 102)

Anhand der dargestellten vielfältigen Kriterien zur Identifizierung einer Mangelernährung, bzw. zur Identifizierung einer krankheitsspezifischen Mangelernährung zeigt sich bereits die anbahnende Problematik der zuverlässigen Identifizierung von Menschen mit einer drohenden oder bestehenden Mangelernährung. Die nachfolgenden Syndrome Kachexie und Man-

---

[2] Die Parameter der akutkrankheitsspezifischen Mangelernährung wurden in der Tabelle nicht berücksichtigt, da diese sich je nach zu Grunde liegendem Krankheitsbild zu sehr unterscheiden

[3] für Erwachsene >65 Jahren gilt - zusätzlich zur Nüchternperiode - bezogen auf BMI und Gewichtsverlust, Werte von BMI <20kg/m^2 diskutiert und ein Gewichtsverlust >5% in 3 Monaten

[4] Bei chirurgischen Patienten ist eine Serumalbuminkonzentration <30g/L ein unabhängiger Prädiktor für das postoperative Komplikationsrisiko

gelernährung erweitern die Kriterienvielfalt durch hinzukommende Parameter, was zu einer zunehmenden Komplexität bei der Identifizierung von mit Mangelernährung betroffener Menschen führt.

Kachexie und Sarkopenie

Neben den dargestellten krankheitsspezifischen Formen der Mangelernährung werden in der Literatur die beiden Syndrome Kachexie und Sarkopenie beschrieben, die einen hohen Einfluss auf den Versorgungszustand älterer Menschen haben (Abb. 3).

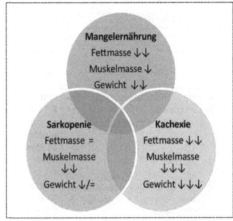

Abbildung 3: Auswirkungen von Malnutrition, Kachexie und Sarkopenie auf Körpergewicht und Körperzusammensetzung
(Eigene Darstellung nach Bauer et al. 2008)

Die **Kachexie** ist gekennzeichnet von einem massiven Verlust der Muskelkraft und führt zu einem fortschreitenden Verlust an Leistungsfähigkeit und Lebensqualität (Wilms et al. 2017, 46). Problematisch ist, dass der gleichzeitig auftretende massive Verlust von Muskel- und Fettmasse allein durch Ernährungsmaßnahmen nicht vollständig aufgehoben werden kann. Dieses multifaktorielle Syndrom tritt häufig bei Vorliegen einer geringen- bis mittelgradig entzündlichen Erkrankung auf und bringt einen ungewollten Gewichtsverlust, Muskelatrophie, Müdigkeit, Schwäche und signifikanten Verlust an Appetit mit sich. Patientinnen/Patienten mit beispielsweise malignen Tumoren, AIDS (Acquired Immune Deficienay Syndrome), chronisch obstruktiven Lungenerkrankungen oder Herz-Kreislauferkrankungen sind hier vorwiegend betroffen (Valentini et al. 2013, 102; Bauer 2008, 305). Bauer et al. (2008, 306) haben folgende Kriterien zur Feststellung der Kachexie dargelegt:

1. Unbeabsichtigter Gewichtsverlust (≥ 5 %)
2. BMI < 22 kg / m^2 bei über 65-Jährigen
3. Albumin < 35 g / l
4. Reduzierte fettfreie Körpermasse
5. Hinweis auf Zytokinüberschuss (z. B. erhöhtes CRP)

Die **Sarkopenie** kennzeichnet sich durch den Verlust von Muskelmasse und – kraft bei geringem bis keinem Gewichtsverlust aus, wobei die Abnahme der Muskelkraft größer ist. Sie ist das Resultat einer altersassoziierten und hypomobilitätsbedingten Entwicklung und geht mit einem erhöhten Risiko für Pflegeabhängigkeit, schlechter Lebensqualität und Tod einher (Valentini et al. 2013, 102; Bauer und Kaiser 2011, 13). Aufgrund der gleichbleibenden bis geringen Gewichtsabnahme wird hier je nach wissenschaftlicher Orientierung zur Diagnostik die Muskelmasse, Muskelkraft (Handkraft) oder der Unterschenkelumfang gemessen. Ein Wert von unter 31 cm des Unterschenkelumfangs kann als Hinweis auf eine Sarkopenie gewertet werden (Bauer et al. 2008, 306). Die Folgen einer Sarkopenie wie verminderte Muskelkraft, reduzierte Selbstständigkeit, allgemeine Erschöpfung, Gangunsicherheit und -störung, Sturzneigung und Immobilität werden in der Literatur oftmals als „**Frailty**" bezeichnet (Kaiser und Sieber 2011, 125).

In Folge von Mangelernährung, Kachexie oder Sarkopenie kommt es bei den Betroffenen zu Bewegungseinschränkungen mit bekannten Folgen wie Müdigkeit, körperlicher Erschöpfung oder Sturz (Volkert 2008, 308). Gerade die daraus resultierende erhöhte Sturzrate und damit oftmals verbundene Frakturen stehen wiederum in einem Zusammenhang mit der reduzierten Lebensqualität, Morbidität und Mortalität (Bauer 2008, 309). Darüber hinaus führt der zügige Muskelabbau des Weiteren zu motorischen Beeinträchtigungen des Schluckvorgangs, was in der Konsequenz wiederum zu einer hohen Gefahr für Schluckstörungen führen kann (Wirth, Dziewas 2017, 134).

2.3.2 Identifikation relevanter Themenbereiche

Nachdem die zu verwendenden Begriffe fachlich erläutert und abgegrenzt wurden, werden im Folgenden Themenbereiche beschrieben, die eine hohe Relevanz für die Ernährung älterer Menschen im Krankenhaus haben. Die induktiv aus der Theorie abgeleiteten Themenbereiche sind in Abbildung 4 modellhaft dargestellt und für die konzeptionelle Erarbeitung der Thematik in Form von Lösungen und Interventionsmöglichkeiten ausgesprochen bedeutend.

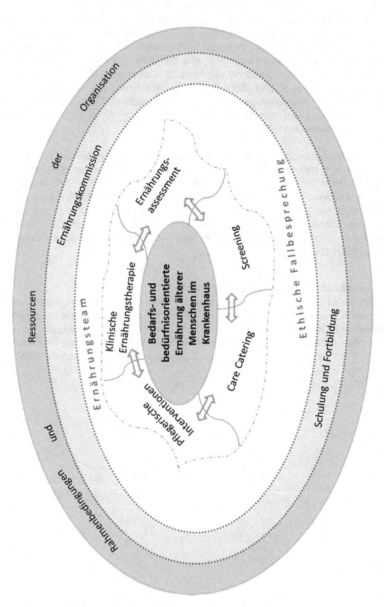

Abbildung 4: Modell der Ernährungsversorgung älterer Menschen im Krankenhaus
(eigene Darstellung)

1. Bedarfs- und bedürfnisorientierte Ernährung älterer Menschen im Krankenhaus

Essen und Trinken zählt zu den Grundbedürfnissen aller Menschen und haben einen hohen Einfluss auf Gesundheit und Wohlbefinden (Hardenacke und Schreier 2010, 51; Volkert et al. 2013, e2; Roper, Logan und Tierney 2016, 40). Die Ernährung kann somit nicht auf die reine Nährstoffzufuhr reduziert werden, sondern hat einen hohen sozialen und kulturellen Stellenwert. Darüber hinaus ist die gemeinsame Nahrungsaufnahme für die zwischenmenschliche Beziehungen sehr bedeutend (Roper, Logan und Tierney 2016, 42). Die Wahrnehmung von Geruch und Geschmack des Essens, der gesellschaftliche Akt des gemeinsamen Essens oder die gemeinsamen Gespräche am Esstisch stellen wesentliche Aspekte für die Lebensqualität dar. Kulturelle Hintergründe sind für eine bedürfnis- und bedarfsorientierte Ernährung elementar wichtig (Zens und Ebel 2015,17). Allein vor dem Hintergrund aktueller Flüchtlingsströme wird in den nächsten Jahren mit veränderten Bedürfnissen von pflegebedürftigen Menschen mit Migrationshintergrund zu rechnen sein. Die Beachtung kultureller oder auch regionaler Besonderheiten, die Kenntnisse über Art und Konsistenz der Lebensmittel, bevorzugter Essenszeiten, religiös bedingter Essenswünsche, besonderer Vorlieben und Abneigungen oder auch Lebensmittelunverträglichkeiten sind grundlegend für eine bedürfnisorientierte Ernährung (Zens und Ebel 2012, 17; Volkert 2009, 81). Individuelle Ernährungsbedürfnisse stimmen in der Pflegepraxis jedoch nicht immer mit dem Bedarf überein (DNQP 2017, 28).

Die bedarfsorientierte Ernährungsversorgung im Krankenhaus wird oftmals durch zugrundeliegende Diagnosen wie beispielsweise Diabetes Mellitus, Nierenerkrankungen oder andere Kriterien wie Entzündungen, Fieber oder Wundheilung beeinflusst. In der Leitlinie „Klinische Ernährung in der Geriatrie" werden für die Ernährungsversorgung älterer Menschen Richtwerte für Energie, Protein und Flüssigkeit von ca. 30 kcal, 1 g bzw. 30 ml pro kg Körpergewicht festgelegt sowie die Zufuhr von Mikronährstoffen angelehnt an die D-A-CH Referenzwerte (Volkert et al. 2013, e21 und e3). Volkert et al. (2013, e21) weist in diesem Zusammenhang ausdrücklich auf die erforderliche Anpassung der Angebote an Ernährungszustand, Aktivität und Stoffwechselsituation der/des Patientin/Patienten hin.
Zur Abschätzung, ob die Bedürfnisse mit den Bedarfen der Ernährungsversorgung übereinstimmen, kann eine visuelle Verzehrmengenerfassung vorgenommen werden. Die visuelle **Verzehrmengenerfassung** wird in der Literatur als einfache Methode beschrieben, benötigte Informationen über die Nahrungszufuhr zu erhalten (Bartholomeyczik und Schreier 2011, 230). Bei Hinweisen für eine drohende oder bestehende Mangelernährung empfiehlt der DNQP (2017, 27) die Führung eines Ess- und/oder Trinkprotokolls über einen Zeitraum von drei bis fünf Tagen. Die Auswertung des Protokolls gibt Aufschlüsse über die ausreichende, bzw. nicht ausreichende bedarfsdeckende Nahrungsmenge, mögliche Maßnahmenableitungen und ermöglicht Ernährungsfachkräften tiefergehend auf die Verzehrmengen-/Nährstoffanalyse einzugehen (DNQP 2017, 27; Volkert et al. 2013, e21).

Mit zunehmendem Alter steigt das Risiko für **Schluckstörungen** mit gravierenden Auswirkungen sowohl in Bezug auf die Ernährungssituation, als auch für den allgemeinen Gesundheitszustand. Carrion et al. (2015, 438) konnten in einer prospektiv angelegten Studie mit 1662 Patientinnen/Patienten mit einem Durchschnittsalter von 85,1 Jahren belegen, dass Schluckstörungen einen hohen Risikofaktor für Mangelernährung darstellen. 45,3 % der Patientinnen/Patienten mit Schluckstörungen wiesen eine Mangelernährung auf. Bei 1056 der 1662 Patientinnen/Patienten wurde ein Mini Nutritional Assessment (MNA) Screening durchgeführt. Hierbei wurde festgestellt, dass die

Prävalenz für Mangelernährung bei Patientinnen/Patienten mit Schluckstörung bei 68,4 % lag. Auch Wirth und Dziewas (2017, 136) zeigen auf, dass der Anteil von geriatrischen Patientinnen/Patienten im Krankenhaus mit Schluckstörungen in Deutschland bei 70 % liegt. Schluckstörungen können generell unterschieden werden zwischen krankheitsbedingter Dysphagie oder Presbyphagie. Stellt die Presbyphagie eher eine charakteristische Altersveränderung des Schluckvorgangs bei gesunden (älteren) Menschen dar, entsteht die krankheitsbedingte Dysphagie häufig aufgrund von Schlaganfall oder neurologischen Erkrankungen (Volkert 2013, e 12; Jungheim et al. 2014, 644). In Verbindung mit Schluckstörungen treten häufig Aspirationen auf, die wiederum ein hohes Risiko für Pneumonien darstellen und in deren Folge für die Betroffenen eine erhöhte Lebensgefahr bedeuten können (Wirth und Dziewas 2017, 132; Jungheim et al. 2014, 644; Khan, Carmona und Traube 2014, 43). In diesem Zusammenhang weisen Wirth und Dziewas (2017, 135) des Weiteren auf die hohe Gefahr der sogenannten stillen Aspirationen hin, die aufgrund des fehlenden Hustenreflex entstehen können und zunächst unbemerkt bleiben. Klassische Symptome und Hinweise bei Schluckstörungen sind beispielsweise:

• veränderter Stimmklang
• Verbleiben von Nahrungsresten im Mund- oder Rachenraum
• Räuspern oder Husten während des Essens
• Veränderungen hinsichtlich des Ess- und Trinkverhaltens

Besteht bei Patientinnen/Patienten der Verdacht auf Schluckstörungen, weisen Wirth und Dziewas (2017, 136) darauf hin, dass von Therapeuten oder geschultem Pflegepersonal ein **Dysphagiescreening**, bzw. tiefergehende Untersuchungen durchgeführt werden müssen. In Zusammenarbeit mit Logopädinnen/Logopäden wird der Schluckakt überprüft und die Durchführung des Schlucktrainings festgelegt (DNQP 2017, 30). Je nach Schweregrad der Schluckstörung müssen Lebensmittel in ihrer Konsistenz verändert werden (angedickte Flüssigkeiten) oder die Ernährung durch zusätzliche Trinknahrung, bzw. enteraler/parenteraler Ernährung ergänzt oder alternativ ersetzt werden (Volkert et al. 2013, e12). Hierzu verweisen Wirth et al. (2013, e4) in
der Leitlinie Klinische Ernährung in der Neurologie auf die Möglichkeit, einen **Mehrkonsistenzentest** oder auch Gugging Swallowing Screen (GUSS) durchzuführen.
Die psychosozialen Folgen in Zusammenhang mit erschwerter Nahrungsaufnahme sind gravierend, denn häufig ziehen sich von Schluckstörung betroffene Menschen aus Scham und Angst zurück und isolieren sich, was wiederum Auswirkungen auf die Lebensqualität hat (Wirth und Dziewas 2017, 136) Schluckstörungen im Kontext von Mangelernährung stellen daher eine relevante Problematik in der Pflege dar.

Der erste dargestellte Themenbereich, bedarfs- und bedürfnisorientierte Ernährung, stellt den zentralen Kern des Modells dar. Hier zeigt sich, dass Bedürfnisse der Patientinnen/Patienten im Krankenhaus individuell verschieden sind, entsprechend erhoben und in die Ernährungsversorgung integriert werden müssen. Als einen inhaltlichen Schwerpunkt für die weitere Konzeptentwicklung hat sich der Umgang mit Patientinnen/Patienten, die von Schluckstörungen betroffen sind, herausgestellt. Es konnte aufgezeigt werden, dass ein Screening zur Identifizierung von Patientinnen/Patienten mit Schluckstörungen, bzw. ein Mehrkonsistenzentest von geschultem Personal durchgeführt werden kann und demnach in die weitere konzeptionelle Erarbeitung mit aufgenommen wird.

2.   Pflegerische Interventionen zur Unterstützung der bedarfs- und bedürfnisorientierten oralen Ernährung

Spezifische Maßnahmen in Zusammenhang mit der Ernährungsversorgung zielen auf den Erhalt, bzw. die Wiederherstellung eines guten Ernährungszustandes ab. Pflegende haben hierbei einen großen Einfluss auf das Ernährungsverhalten und die Ernährungssituation der Patientinnen/Patienten (Volkert 2011, 92). Mit erforderlichen Unterstützungsmaßnahmen wie Umgebungs- und Beziehungsgestaltung oder Unterstützung bei der Nahrungsaufnahme können Pflegende hierauf effektiv positiv einwirken. Die Unterstützung grundlegender Aktivitäten des täglichen Lebens stellt für Patientinnen/Patienten oftmals eine unangenehme Abhängigkeitssituation dar. Daher ist der Erhalt von Selbstständigkeit bei der Unterstützung der oralen Ernährung älterer Menschen enorm wichtig.

Im Folgenden werden spezifische Interventionen aufgezeigt, die für eine bedarfs- und bedürfnisorientierte Ernährung älterer Menschen im Krankenhaus förderlich sind. Es gibt noch viele weitere Maßnahmen, jedoch wurden hier vorwiegend Maßnahmen ausgewählt, die in Zusammenhang mit der Thematik relevant sind und sich theoretisch herleiten lassen.

Unterstützung bei der Nahrungsaufnahme

Volkert et al. (2013, e4) zeigen auf, dass in der Literatur ein hoher Konsens für die Unterstützung der Nahrungsaufnahme durch angemessene pflegerische Maßnahmen besteht. Pflegerische Unterstützung beginnt bereits bei der Vorbereitung der Mahlzeit und sollte den Gewohnheiten (Hände waschen, Zahnprothesen einsetzen, Servietten bereitstellen, Zimmer lüften etc.) der Patientinnen/Patienten entsprechen (Lauber 2012, 150). Interventionen, wie die Begleitung an den Esstisch, Patientinnen/Patienten zum Essen ermutigen, Gesellschaft leisten und die Selbstständigkeit fördern oder entsprechende Positionierungen vornehmen, zielen auf eine ausreichende Nahrungsaufnahme ab (Volkert 2013, e4). Das Vorhandensein eines Speiseraums stellt sich in der Literatur als sehr zuträglich dar. Insbesondere in geriatrischen Abteilungen können angemessene Möblierungen und Dekoration zu einer Förderung der oralen Ernährung führen (Volkert et al. 2013, e19). Gewöhnlich werden Mahlzeiten sitzend am Tisch eingenommen, dadurch werden das Schlucken und der Transport der Nahrungsmittel in den Magen unterstützt. Liegen keine Kontraindikationen vor, sollten Patientinnen/Patienten in den Speiseraum, bzw. an den Esstisch begleitet werden. Sind Patientinnen/Patienten von funktionellen Einschränkungen (z. B. Hemiplegie, Fazialisparese, etc.) betroffen, ist auf eine adäquate Umgebung zu achten, so dass bei der Einnahme der Mahlzeiten ein geschützter Raum besteht. Ansonsten besteht die Gefahr, dass sie aufgrund Beobachtungen anderer Personen, aus Scham die Nahrungsaufnahme vermeiden (DNQP 2017, 36). Sollten Patientinnen/Patienten im Bett essen müssen, ist es erforderlich, dass sie in eine 90° Position gebracht werden. Dürfen sie aus medizinischen Gründen nicht aufrecht sitzen ist beispielsweise eine gestützte Seitenlagerung erforderlich oder das Bett muss in eine Fuß-tief-Lage gebracht werden. Wird Hilfe bei der Zubereitung benötigt, ist auf ein appetitliches Anrichten der Lebensmittel zu achten, nach Bedarf sind Portionspackungen zu öffnen, muss das Essen klein geschnitten oder Brote entsprechend der Bedürfnisse belegt werden (Lauber 2012, 150).

Der Einsatz von Hilfsmitteln dient dem Erhalt, bzw. der Förderung der Selbstständigkeit. Hierbei kann unterschieden werden zwischen Ess- und Trinkhilfen. Bei den Esshilfen gibt es Besteck mit unterschiedlichen Griffstärken und –formen oder auch Kombinationsbesteck für Menschen, denen nur noch eine Hand zur Nahrungsaufnahme zur Verfügung steht. Hilfreich sind auch Gummiunterlagen oder Teller und Bretter mit Saugnäpfen, die ein Verrutschen des Geschirrs verhindern, sowie Teller, die mit einem aufsteckbarem Tellerrand modifiziert werden, damit die Nahrung sicher mit dem Besteck aufgenommen werden kann, sind hierfür ideal. Nagelbretter sind geeignet, um Nahrungsmittel aufzuspießen und bieten die Möglichkeit, Obst zu schälen oder Brote selber zu bestreichen (Lauber 2012, 151; Lendner 2015, 123). Trinkhilfen sind in der Anwendung mit Vorsicht zu genießen, denn insbesondere bei sogenannten Schnabelbechern kann es aufgrund der schwer zu kontrollierenden Temperatur oder Einfließmenge zum Verschlucken kommen (DNQP 2017, 34, Lendner 2015, 122). Eine Alternative zu Schnabelbechern sind Coombes-Becher mit schalenförmigem Aufsatz und kleiner Öffnung, die ein normales Trinken ermöglichen. Des Weiteren gibt es Trinkbecher mit ergonomisch geformten Griffen, die für eine Verteilung des Gewichts auf möglichst viele Fingergelenke sorgen oder die mit speziellen Mundstücken ausgestattet sind oder Trinkgefäße mit Nasenaussparung für Patienten, die den Kopf nicht so weit in den Nacken legen können. Dosierbecher können durch ein kontrolliertes Flüssigkeitsvolumen die Schluckgröße reduzieren. Des Weiteren können auch Trinkhalme verwendet werden, jedoch besteht – wie beim Schnabelbecher – die Gefahr des Verschluckens, aufgrund der unmittelbar einlaufenden Flüssigkeit (Lauber 2012, 151; Lendner 2015, 122).

Umgebungs- und Beziehungsgestaltung
Die Gestaltung der Essumgebung mit farbigem Geschirr, Tischdekoration und passende Gesellschaft hat einen Einfluss auf die quantitative Nahrungsaufnahme (DNQP 2017, 34). Allerdings muss darauf geachtet werden, dass Menschen mit kognitiven Einschränkungen keiner Reizüberflutung unterliegen und sie von der Nahrungsaufnahme nicht abgelenkt werden (DNQP 2017, 37). Gerade bei an Demenz erkrankten Patientinnen/Patienten zeigt sich, dass Interaktionen im Sinne von Verhaltens- und Kommunikationsstrategien oder verbale Aufforderung zu essen, positiv auf das Essverhalten und die Essmenge wirken (Volkert et al. 2013, e5, Volkert et al. 2013, e 16). Bei Patientinnen/Patienten ohne kognitive Einschränkungen bewirken sowohl verbale Aufforderung, als auch Berührungen eine gesteigerte Nahrungsaufnahme (Volkert et al. 2013, e4).

Die Zeiten der Nahrungsaufnahme stellen im Pflegealltag erfahrungsgemäß eine arbeitsbedingte Belastungsspitze für die Pflegenden dar. Alle Patientinnen/Patienten erhalten zur selben Zeit ihre Mahlzeiten und benötigen oftmals Unterstützung bei der Nahrungsaufnahme, daher ist es angebracht, dass die Stationsabläufe an die Mahlzeiten angepasst werden und „alle verfügbaren pflegerischen Ressourcen in die Mahlzeiten eingebunden werden" (DNQP 2017, 35). In diesem Zusammenhang wird in der Literatur auf den Einsatz von entsprechend geschulten Laienhelfern verwiesen, die während den Mahlzeiten unterstützen, was zu einer gesteigerten Proteinaufnahme und zu einer tendenziell höheren Energiezufuhr führen kann (DNQP 2017, S. 35; Volkert et al. 2013, e4). Die Unterstützung pflegebedürftiger Menschen bei der Nahrungsaufnahme, kann abhängig vom Unterstützungsbedarf und der Mahlzeitenart zwischen 30 - 45 Minuten für Hauptmahlzeiten, bzw. 15 Minuten bei Zwischenmahlzeiten beanspruchen (Volkert et al. 2013, e5).

Förderung der Mundgesundheit
Bei älteren Menschen kann es im Rahmen von altersphysiologischen Prozessen oder aufgrund von medikamentöser Nebenwirkungen zu Mundtrockenheit kommen. Die nachlassende Speichelproduktion kann außerdem zu Schleimhautdefekten führen (Müller und Nitschke 2005, 335). Des Weiteren können schlecht sitzende oder fehlende Zahnprothesen, lockere oder schmerzende Zähne sowie Schleimhautdefekte oder Kauprobleme ursächlich für eine

zu geringe Nahrungsaufnahme sein (Tannen 2011, 227). Neben der Involvierung der entsprechenden Fachärzte zur Ursachenbeseitigung sind folgende tabellarisch dargestellten Interventionen möglich (Tabelle 3).

Maßnahmen/ Interventionen	Wirkung
Mundspülungen z. B. mit Kamillen- oder Salbeiextrakten	Entzündungshemmende Wirkung
Zitronenpräparate	Speichelfluss anregen
Kostanpassung	Schnellere Passage der Nahrung, geringere Reizung der Mundschleimhaut im Vergleich zu festen Nahrungsbestandteilen
Geeignete Verzehrtemperatur der Speisen	Reizung der Mundschleimhaut vermeiden
Stark säurehaltige Speisen/Obst vermeiden, keine kohlensäurehaltigen Getränke	Reizung der Mundschleimhaut vermeiden
Wenig Zucker	Mikroorganismen den Nährboden entziehen
Mundhygiene	Prävention und Bekämpfung von entzündlichen Veränderungen

Tabelle 3: Maßnahmen bei veränderter Mundschleimhaut
(eigene Darstellung in Anlehnung an Kraske 2011, 83)

Information, Beratung und Anleitung

Der Themenbereich Information, Beratung und Anleitung ist ein Kernbereich der Gesundheits- und Krankenpflege und dient sowohl dazu, die Pflegebedürftigen als auch ihre Angehörigen und Bezugspersonen zu beraten, anzuleiten und in das tägliche Pflegehandeln zu integrieren (KrPflAPrV 2003). Dazu werden von den Pflegefachkräften entsprechend den kognitiven und emotionalen Fähigkeiten der Pflegebedürftigen und deren Angehörigen, Informationen, Beratungsangebote oder Anleitsituationen unterbreitet, bzw. angeboten. In Bezug auf die bedarfs- und bedürfnisorientierte Ernährung können Pflegefachkräfte das Interesse für Ernährung in Bezug auf Prävention von Mangelernährung lenken, so dass diese für die Entstehung und Folgen von Mangelernährung sensibilisiert werden können. Im Rahmen einer professionellen Beratung kann die Eigenverantwortlichkeit und Entscheidungsfähigkeit der Beteiligten gestärkt und an den individuellen Bedarf angepasst werden. Mit der Anleitung werden die Pflegebedürftigen, bzw. Angehörigen in das praktische Handeln wie beispielsweise den Gebrauch bestimmter Hilfsmittel oder die geeignete Positionierung zur Nahrungsaufnahme eingeführt. Im Sinne der gestärkten Eigenverantwortlichkeit werden die Patientinnen/Patienten und deren Angehörige dazu befähigt, entsprechend ihrer Möglichkeiten Maßnahmen zu ergreifen, die zur Verbesserung der Ernährungssituation beitragen. Besteht darüber hinaus Bedarf für eine differenzierte Ernährungsberatung, unterstützen Pflegefachkräfte bei der Inanspruchnahme von entsprechenden Fachkräften zur Ernährungsberatung (DNQP 2017, 38).

Der zweite dargestellte Themenbereich „Pflegerische Interventionen" zeichnet sich durch eine Vielzahl an pflegerischen Unterstützungsmöglichkeiten aus, die auf den Erhalt, bzw. auf die Wiederherstellung eines guten Ernährungszustandes abzielen. Insbesondere sind hierbei die Möglichkeiten zur Unterstützung der **oralen Nahrungsaufnahme** in den Fokus genommen worden. Die Aspekte: Unterstützung bei der Nahrungsaufnahme, Umgebungs- und Beziehungsgestaltung, Förderung der Mundgesundheit sowie Information, Beratung und Anleitung müssen in ein zu entwickelndes Praxiskonzept integriert werden.

3. Klinische Ernährungstherapie

Die klinische Ernährungstherapie beinhaltet sowohl die Behandlung der zugrunde liegenden Ursachen für Ernährungsprobleme (z. B. Behandlung der Depression, Zahnbehandlung, Schlucktraining zur Wiedererlangung der Schluckfunktion), als auch die Ableitung spezifischer Ernährungsmaßnahmen. Dabei besteht das Ziel darin, einen verbesserten Ernährungszustand und die Beseitigung der Mangelernährung zu erreichen (Volkert et al. 2013, e2; Valentini et al. 2013, 99). Die Sicherstellung der bedarfsdeckenden Ernährung wird durch ein vielfältiges, jedoch hierarchisiertes Spektrum an Maßnahmen (Abb. 5) erreicht.

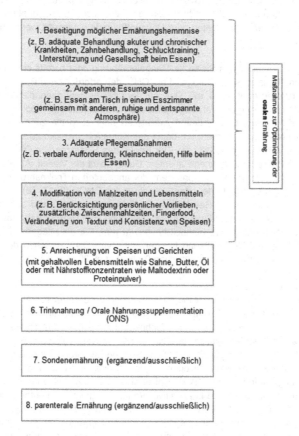

Abbildung 5: Spektrum möglicher Maßnahmen
(eigene Darstellung in Anlehnung an Volkert et al. 2013)

Der Erhalt von Funktion, Selbstständigkeit und Lebensqualität bei älteren Menschen, haben hierbei oberste Priorität (Volkert et al. 2013, e3; DNQP 2017). Im Folgenden werden die spezifischen Maßnahmen der klinischen Ernährung: Trinknahrung, der Einsatz von Sondenernährung und parenterale Ernährung dargelegt.

Trinknahrung / Orale Nahrungssupplementation (ONS)

Sollten alle Möglichkeiten, die zu einer gesteigerten und ausreichenden Energie- und Nähr-stoffzufuhr führen, ausgeschöpft sein, ist die Verordnung und Anwendung von industriell hergestellter hochkalorischer oraler Nahrungssupplementation (ONS), oftmals auch als Trinknahrung bezeichnet, angezeigt (DNQP 2017, 33). Die ONS zählt zur künstlichen Ernäh-rung, ist in der deutschen Diätverordnung reguliert und unterliegt „(…) den Richtlinien zur Anwendung von kommerziellen oralen bilanzierten Diäten („Trinknahrung"), die auf europäi-scher Ebene innerhalb der Richtlinie 1999/21/EG der EU-Kommission reguliert sind" (DNQP 2017, 76; Valentini et al. 2013, 105). Es kann unterschieden werden zwischen voll- und teilbi-lanzierten ONS. Vollbilanzierte ONS sind als alleinige Nahrungsquelle geeignet, dement-sprechend sind teilbilanzierte ONS nicht als einzige Nahrungsquelle geeignet und können für bestimmte Beschwerden, Krankheiten oder Nährstoffbedarfe eingesetzt werden (Valentini et al. 2013, 107).

Ältere Menschen, die mit einem Risiko für Mangelernährung oder bereits einer bestehenden Mangelernährung behaftet sind, ermöglicht die ONS, den erforderlichen Bedarf an Nährstof-fen zu decken (Volkert et al. 2013, e7). Das Ziel der ONS besteht darin, die normale Ernäh-rung zu unterstützen, wenn die Nahrungsaufnahme nur unzureichend möglich ist. Des Wei-teren soll der Ernährungsstatus erhalten, verbessert oder auch die zugrundeliegende Er-krankung positiv beeinflusst werden, um damit das Komplikationsrisiko zu senken (Valentini et al. 2013, 106, Volkert et al. 2013, e7). Der Erfolg, des Einsatzes von ONS, ist abhängig von der Compliance der Patientinnen/Patienten. Daher spielt die Vielfalt, Abwechslung, Ge-schmacksrichtung, Temperatur und Konsistenz der angebotenen Trinknahrung eine wesent-liche Rolle für die Akzeptanz. In der Literaturanalyse des DNQP (2017, 78) zeigt sich, dass es einen großen Unterschied im Geschmacksempfinden gibt. Hierzu wird außerdem darge-legt, dass Süße einen hohen Einfluss auf die Ablehnung von Trinknahrung hat und im Ge-gensatz dazu der Schokoladengeschmack bevorzugt wird. Für die pflegerische Versorgung ist die Aufforderung und Unterstützung bei der Gabe von ONS zwischen den Mahlzeiten wichtig, um eine gute Compliance zu erreichen (Volkert et al. 2013, e7).

Enterale und Parenterale Ernährung
Auch die enterale und parenterale Nahrungsversorgung werden der künstlichen Ernährung zugeordnet. Enterale Ernährung bezeichnet hierbei die Gabe von Nahrung distal der Mund-höhle über eine Sonde oder ein Stoma mit Einbezug des Magen-Darm-Traktes. Bei der pa-renteralen Ernährung werden Wasser und Nährstoffe intravenös verabreicht. Eine Spezial-form der künstlichen Ernährung stellt noch die subkutane Ernährung zur Flüssigkeitstherapie dar. Diese Ernährungsform wird vorwiegend in der terminalen Pflege angewendet und das auch eher in Langzeiteinrichtungen (Valentini et al. 2013, 105). Sollte die orale Nahrungs-aufnahme unzureichend sein, wird bei positiver Verlaufsprognose, die enterale, bzw. paren-terale Ernährung eingeleitet (Volkert et al. 2013, e2). Häufig ist dies der Fall bei Patientin-nen/Patienten mit Schluckstörungen, die nicht genügend Nahrungsmengen auf oralem Weg zu sich nehmen können. Ist die orale Nahrungsaufnahme länger als drei Tage unmöglich oder länger als zehn Tage unzureichend (< 50 % des Bedarfs), wird die enterale, bzw. pa-renterale Ernährung abhängig von Indikation und Prognose empfohlen (Volkert et al. 2013, e8-e9).
In Zusammenhang mit der künstlichen Ernährung ergeben sich vielfältige pflegerische Maß-nahmen, auf die im Rahmen dieser Ausarbeitung nicht vertieft eingegangen werden kann. Jedoch ist an dieser Stelle darauf hinzuweisen, dass Indikationen, die zu einer künstlichen Ernährung führen, regelmäßig überprüft werden müssen und evtl. eine zusätzliche orale

Nahrungsaufnahme im Therapeutenteam überlegt werden soll (Volkert et al. 2013, e8). Der Themenbereich Klinische Ernährung stellt somit einen weiteren Themenbereich für die Konzeptentwicklung dar.

4.   Care Catering

Der Begriff Care Catering wurde der Leitlinie „DGEM-Terminologie in der klinischen Ernährung" entnommen und umfasst die gesamte Bandbreite der Ernährungsversorgung im Krankenhaus. Unabhängig davon, ob die Bereitstellung der Speisen in der krankenhauseigenen Küche oder durch Caterer erfolgt, gelten hierbei die Kriterien der gesunden Ernährung, bzw. die evidenzbasierten Kriterien der krankheitsspezifischen Ernährung (DGE 2014, 18). Für die Bereitstellung der Ernährung regeln Kostformkataloge die jeweiligen Menülinien und Diäten innerhalb einer Institution. Neben häufig bekannten Kostlinien wie normale Vollkost, Leichte Vollkost oder vegetarische Kost kommen in Bezug auf Prävention von Mangelernährung bei älteren Menschen insbesondere Menülinien mit angereicherten Speisen und Getränken (Löser 2011a, 171) oder auch **bekannten Speisen** (z. B. „Armer Ritter", „Linsen mit Spätzle" oder „Maultaschen") eine hohe Bedeutung zu (Abbott et al. 2013, 973). Die **Anreicherung von Speisen** oder Getränken mit gehaltvollen Lebensmitteln, wie beispielsweise Sahne, Butter, Öl oder auch Nährstoffkonzentraten wie Maltodextrin oder Proteinpulver, werden in der Literatur auf hohem Evidenzgrad empfohlen und tragen deutlich zu einer erhöhten Energie- und Nährstoffzufuhr sowie zur Appetitanregung bei (Volkert et al. 2013, e5; Volkert 2009, 85).

Soderstrom et al. (2013, 286) haben in einer Querschnittsstudie mit 1771 älteren Patientinnen/Patienten herausgefunden, dass ein Zusammenhang zwischen den Faktoren langer nächtlicher Nüchternzeit (> 11 Stunden) und der Einnahme von weniger als vier Mahlzeiten pro Tag, in Verbindung mit einer drohenden und bestehenden Mangelernährung besteht. Hierzu liegt in der aktuellen Literaturanalyse des DNQP (2017, 95) eine Pilotstudie von Munk et al. vor, in der die Kalorien- und Proteinzufuhr bei Patientinnen/Patienten mit einem Risiko auf Mangelernährung erhöht wurde. Munk et al. (2013, 273) entwickelten hierzu eine Menülinie, die es Patientinnen/Patienten **ermöglichen zu jeder Tages- und Nachtzeit** zusätzlich zur gewöhnlichen Krankenhauskost aus einer Auswahl von 36 kleineren natürlich angereicherten Zusatzmahlzeiten („A la carte 24 h a day") zu bestellen. Dieser Ansatz förderte die Kalorien- und Proteinzufuhr der Betroffenen.

Häufig vorliegende Schluckstörungen bei älteren Menschen erfordern eine **angepasste Kostform für Kau- und Schluckstörungen**. Neben den verschiedenen Konsistenzen (passiert-, pürierte, teilpürierte und weiche Kost) spielen insbesondere die appetitliche Darreichungsform eine große Rolle (DGE 2014, 26). Für eine Vielzahl älterer Patientinnen/Patienten hat es sich als hilfreich erwiesen, durch unterschiedliche Farben, Formen und Texturen (Konsistenz der Nahrungsmittel) möglichst viele Sinne einzubeziehen (Volkert und Sieber 2011, 259). Es gibt im Rahmen hyperkalorischer Kostformangebote Möglichkeiten farbenfrohe Shakes oder energiereiche Suppen anzubieten (Löser 2011a, 173). In der Literatur lassen sich aufgrund der unterschiedlichen Studiendesigns und der oftmals geringen Fallzahlen keine klaren Evidenzen ausmachen (DNQP 2017, 80). Jedoch gibt es Hinweise, dass der Einsatz von **buntem Geschirr** oder die Einführung des **Schöpfsystems** anstatt des Tablettsystems insbesondere bei demenziell erkrankte Menschen zu gesteigerten Ess- und Trinkmengen führen können (DNQP 2017, 74).

Für die **Auswahl der Speisen** existieren im Krankenhaus verschiedene Verfahren, wie Patientinnen/Patienten ihre Speisen während ihrer Aufenthaltsdauer auswählen können. Häufig werden Wünsche digital von Servicemitarbeiterinnen/Servicemitarbeitern ein bis zwei Tage im Voraus aufgenommen. Sind die Patientinnen/Patienten beispielsweise von Appetitmangel betroffen, wissen sie eventuell nicht zwei Tage im Voraus, was sie zur gegebenen Zeit essen möchten (Baumgärtel 2015, 369). Schwierigkeiten, die bei dieser Form der Essensbestellung aufkommen können, sind im Bereich der Kommunikation, Beratung oder nicht berücksichtigter Bedürfnisse und Bedarfe zu finden (Meyer und Klever 2015, 35). Die Unterstützung bei der Auswahl von Speisen erfordert eine entsprechende Aufmerksamkeit bei der Essensbestellung (im Idealfall) durch Pflegefachkräfte, die die Patientinnen/Patienten entsprechend ihrer Pflegesituation professionell beraten können (Meyer und Klever 2015, S. 36). In der Literatur findet sich für die Auswahl der Speisen verschiedentlich der Ansatz, fortgebildete Ernährungsassistentinnen/Ernährungsassistenten „nutritional assistants" einzusetzen (Lassen, Grinderslev und Nyholm 2008; Goemine et al. 2012, 116).

Der Themenbereich Care Catering bietet zahlreiche Möglichkeiten, die bedarfs- und bedürfnisorientierte Ernährung positiv zu beeinflussen und wird in die weitere Konzeptentwicklung aufgenommen. In Bezug auf den vorliegenden Schwerpunkt des zu entwickelnden Konzepts sind hier insbesondere Menülinien mit natürlich angereicherten oder auch bekannten Speisen zu nennen. Für die weitere Konzeptentwicklung erfordert dieser Themenbereich eine gute Zusammenarbeit der verschiedenen Entscheidungsträger einer Klinik, so dass die Ernährungsversorgung an die Grundüberzeugungen einer Klinik angepasst werden können.

Die dargestellten Themenbereiche sind in Bezug auf die bedarfs- und bedürfnisorientierte Ernährung als relevante Maßnahmen zur Prävention von Mangelernährung zu verstehen. Den Pflegefachkräften fällt in diesem Zusammenhang die Aufgabe zu, „die multiprofessionellen Maßnahmen zur Sicherstellung einer individuell angemessenen Ernährung zu koordinieren" (DNQP 2017, 29). Hierzu sind berufsübergreifende Kooperationen nötig, die die Zusammenarbeit in einem interprofessionellen Team ermöglichen. In der Literatur wird die Implementierung eines Ernährungsteams auf hohem Evidenzgrad empfohlen, auf das im Folgenden eingegangen wird (Volkert et al. 2013, e6).

5. Organisatorische Struktur der Ernährungsversorgung

Zur erfolgreichen Umsetzung der komplexen Ernährungsmaßnahmen in die Praxis empfiehlt Volkert et al. (2013, e6), dass alle beteiligten Personen und Berufsgruppen interdisziplinär zusammenarbeiten. Untersuchungen haben ergeben, dass die interdisziplinäre Zusammenarbeit zu einem verbesserten Körpergewicht, geringeren im Krankenhaus erworbenen Infektionen, erhöhter Nahrungsaufnahme und verbesserter Lebensqualität bei Patientinnen/Patienten mit Hüftfraktur führen (Volkert et al. 2013, e6). In der Literatur verweisen Bischoff und Feuser (2011, 145) ergänzend darauf hin, dass zwischen zwei verschiedenen Organisationsstrukturen im Krankenhaus unterschieden werden können:

1.   Ernährungskommission (in legislativer Form)
2.   Ernährungsteam (in exekutiver Form)

Die **Ernährungskommission** besteht hierbei aus verschiedenen Entscheidungsträgern (z. B. Klinikleitung, Küchenleitung, Vertreter/Vertreterinnen des Ernährungsteams, etc.) des Krankenhauses. Den Entscheidungsträgern fällt hierbei die Aufgabe zu, gemeinsam mit Delegierten des Ernährungsteams (Abb. 6) Standards und Ziele für ernährungsspezifische Maßnahmen auszuarbeiten. Es ist erforderlich, dass sie sich auf betriebswirtschaftlicher und medizinischer Ebene mit der Ernährungsversorgung auseinandersetzen und eine Grundüberzeugung zur Thematik entwickeln, so dass organisatorische und strukturelle Planungen nachhaltig getragen und umgesetzt werden können (Löser 2011a, 166). Exemplarische Aufgabengebiete können nach Bischoff und Feuser 2011, 146) folgendermaßen aussehen:

- Entwicklung und Koordinierung der „Ernährungspolitik" des Krankenhauses
- Entwicklung von krankenhausinternen Standards zur Durchführung des Ernährungsscreenings, Assessments und Monitorings
- Etablierung eines Ernährungsteams
- Koordination und Überwachung der Aus- und Weiterbildung von Mitarbeitern
- Überleitungsmanagement von Patientinnen/Patienten
- Evaluierung des Verpflegungswesens
- Abbildung und Sicherung der Kostenstruktur (Powel-Tucker et. Al. 2007; Valentini und Jadrna 2004 in Bischoff und Feuser 2011, 146)

Bei den praktischen Umsetzungen der Planungen kommt das Ernährungsteam zum Tragen. Ein **Ernährungsteam** ist ein multiprofessionelles Team, welches zuständig für Beratung und Überwachung der Ernährungstherapie ist (Valentini et al. 2013, 100).

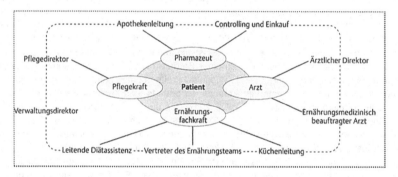

Abbildung 6: Organisatorische Struktur der Ernährungsversorgung im Krankenhaus
Gestrichelte Linie bildet die Ernährungskommission ab; durchgezogene Linie bildet das Ernährungsteam ab (Bischoff und Feuser 2011, 146)

Ziel ist die Gewährleistung der Ernährungsunterstützung „(...) auf dem neuesten Stand der Wissenschaft und Technik zur Vermeidung und Behandlung der krankheitsspezifischen Mangelernährung in Einrichtungen des Gesundheitswesens und bei ambulanten Patienten" (Valentini et al. 2013, 100). Die Zusammensetzung eines Ernährungsteams kann aus Ernährungsfachkräften, Pflegefachkräften, Küchen- und Hauswirtschaftspersonal, Ärztinnen/Ärzte, Therapeutinnen/Therapeuten und auch den Betroffenen und Angehörigen bestehen (Volkert et al. 2013, e6). Als Minimalbesetzung (abhängig von der Krankenhausgröße) ist die aktive Mitarbeit von mindestens einer ärztlichen Fachkraft, einer Pflegefachkraft und einer diätetischen oder ernährungswissenschaftlichen Fachkraft erforderlich (Valentini et al. 2013, 100). Die zentralen Aufgaben eines Ernährungsteams bestehen nach Bischoff und Feuser (2011, 147) aus:

- Initialer und fortlaufender Erfassung des Ernährungszustandes
- Identifizierung von Risikogruppen, die ernährungsmedizinischer Betreuung bedürfen
- Verordnung, Durchführung und Überwachung der enteralen oder parenteralen Ernährung
- Beratung und Schulung von Patientinnen/Patienten, Angehörigen und Mitarbeiterinnen/Mitarbeitern
- Planung, Durchführung und Auswertung klinischer Studien
- Qualitätssichernden Maßnahmen (Ockenga u. Valentini 2010 in Bischoff und Feuser 2011, 147)

Die individuelle Ernährungsversorgung der Patientinnen/Patienten ist abhängig von der organisatorischen Struktur des Krankenhauses. Mit der Bildung einer Ernährungskommission in legislativer Form können notwendige strukturelle Möglichkeiten auf verschiedenen Ebenen festgelegt werden. Die Implementierung eines Ernährungsteams ist im Rahmen der multidisziplinären Ernährungsversorgung als unentbehrlich einzustufen, so dass sowohl die Ernährungskommission, als auch die Implementierung eines Ernährungsteams in die weitere Konzeptentwicklung aufgenommen wird.

6.   Schulung und Fortbildung

Der Wissensstand zum Thema Mangelernährung im Alter konnte in den letzten Jahren deutlich erweitert werden, so dass auch das Bewusstsein für die Problematik Mangelernährung auf wissenschaftlicher Seite zugenommen hat (Volkert 2009, 79). Jedoch wird in der aktuellen Literaturanalyse des DNQP (2017, 66) den Angehörigen der Gesundheitsfachberufe in der Praxis des Weiteren ein fehlendes Bewusstsein und Wissen über die Ernährungsversorgung konstatiert, so dass dies sogar zu einer Barriere für die Umsetzung eines effektiven Ernährungsmanagements führt. Gerade Pflegefachkräfte nehmen aufgrund ihrer besonderen Nähe zur/zum Patientin/Patienten im Rahmen der bedarfs- und bedürfnisorientierten Ernährung eine herausragende Rolle ein (DNQP 2017, 28), die in den berufsgruppenübergreifenden (Kooperation und Koordination) Zusammenarbeit außerordentlich wichtig ist. Daher sind ernährungsspezifische Bildungsmaßnahmen erforderlich, die durch regelmäßige Fortbildungen langfristig vertieft werden müssen (Volkert 2013, e19; Tannen 2011, 28).

Das Thema bedarfs- und bedürfnisorientierte Ernährung im Krankenhaus stellt ein bildungsintensives Thema dar. Schon die bisher erfolgte theoretische Fundierung zeigt in Bezug auf Mangelernährung, Schluckstörungen, Förderung der oralen Ernährung, enterale und parenterale Ernährung einen hohen Bedarf an Wissensvermittlung. Für die Qualifizierung der Mitarbeiterinnen/Mitarbeitern bedarf es eines umfangreichen Schulungsangebots durch interne und/oder externe Fortbildungen (ggf. zertifizierte Schulungen), wobei die Themenschwerpunkte und die Intensität der Schulungen abhängig sind von den Aufgaben, die die individuelle Fachkraft (Pflegekräfte, Ärztinnen/Ärzte, Servicekräfte, Diätassistentinnen/Diätassistenten etc.) im Rahmen des Konzeptes, bzw. im Arbeitsalltag übernehmen. Ältere Menschen im Krankenhaus stellen eine heterogene Personengruppe (Kap. 2.3.1) dar. Diverse vorliegende Grunderkrankungen älterer Menschen begünstigen eine Mangelernährung, daher ist es sinnvoll krankheitsspezifische Fortbildungen anzubieten. Neben dem fachlichen Wissen spielen auch Kenntnisse zu Verhaltens- und Kommunikationsstrategien in der Beratung eine essentielle Rolle (Volkert 2013, S. e5).

In der vorliegenden konzeptionellen Ausarbeitung kann kein konkretes Bildungskonzept zur bedarfs- und bedürfnisorientierten Ernährungsversorgung älterer Menschen im Krankenhaus erstellt werden, jedoch hat 2016 der DGEM Ausschuss *Praxis und Ausbildung Ernährungsmedizin* ein Curriculum mit 100 Unterrichtsstunden für Pflegekräfte entworfen. Das Ziel des Curriculums besteht darin, „Pflegekräfte für ein sicheres, evidenzbasiertes Ernährungsmanagement im Krankenhaus und in der ambulanten Pflege als Pflegeexperte für orale, enterale und parenterale Ernährung zu qualifizieren" (DGE 2017). Anhand dieses Bildungsangebotes können exemplarische Bildungsinhalte, die nicht als vollständig erachtet werden können, im Folgenden dargestellt werden (GDEKK 2017).

- Ernährungsphysiologie
- Bedarfsgerechte Ernährung
- Mangelernährung
- Enterale Ernährungstherapie
- Parenterale Ernährung
- Leitlinien enterale Ernährung/parenterale Ernährung
- Behandlung der Adipositas
- Ernährungstherapie in der Intensivmedizin
- Ernährungstherapie bei verschiedenen Erkrankungen
- Ernährung in der Kinderheilkunde
- Ernährung von Schwangeren und Stillenden
- Hygiene-Fragen im Rahmen der Ernährungstherapie
- Expertenstandard DNQP „Ernährungsmanagement"
- Information zu Fachgesellschaften

(GDEKK 2017)

Aus der bisher dargestellten theoretischen Verankerung lassen sich in Bezug auf die bedarfs- und bedürfnisorientierte Ernährungsversorgung älterer Menschen folgende weitergehende Bildungsthemen ableiten:

- Bedarfs- und bedürfnisorientierte Ernährung
- Physiologische Veränderungen im Alter
- Soziale und kulturelle Bedeutung der Ernährung
- Ernährung bei Schluckstörungen
- Pflegerische Interventionen der Ernährungsversorgung
- Screening und Assessment
- Information, Beratung und Anleitung in der Ernährungsversorgung
- Ethische und rechtliche Aspekte der Ernährungsversorgung (Kap. 2.3.3)

Hierbei gilt es, geplante Bildungsmaßnahmen sowohl in der grundständigen Gesundheits- und Krankenpflegeausbildung zu verankern als auch durch regelmäßige Fortbildungen langfristig zu vertiefen (Schütz, Pirlich 2010, 34).

2.3.3 Rechtliche und ethische Dimensionen der bedarfs- und bedürfnisorientieren Ernährung

Maßnahmen, die eine Mangelernährung bei älteren Menschen im Krankenhaus verhindern sollen, führen oftmals zu schwierigen und belastenden Situationen im Klinikalltag. Situationen wie beispielsweise die (künstliche) Ernährung am Lebensende, das Phänomen der Nahrungsablehnung oder auch das Sterbefasten als Ausdruck des selbstbestimmten Sterbens stellen Herausforderungen dar, denen im Krankenhaus auf professioneller Ebene begegnet werden muss. Im Rahmen der Ernährungstherapie erfordern Behandlungsstrategien immer die Berücksichtigung des Willens der/des informierten Patientin/Patienten. Hierbei muss sowohl über Tragweite, mögliche Komplikationen, nicht auszuschließende Risiken und auch alternative Behandlungsmöglichkeiten informiert werden. Darüber hinaus sollte die/der Patientin/Patient auch über die Möglichkeit des Verzichts auf Ernährung aufgeklärt werden (Oehmichen et al. 2013, 115). Bei nicht einwilligungsfähigen Patientinnen/Patienten regeln §1901a und § 1904 des Bürgerlichen Gesetzbuches (BGB) das weitere Vorgehen. Nach §1901a wird geprüft, ob eine Patientenverfügung den Willen der/des Patientin/Patienten zum Ausdruck bringt. Liegt keine Patientenverfügung vor oder treffen die Lebens- und Behandlungssituationen nicht auf die Festlegungen der Patientenverfügung zu, ist der mutmaßliche Wille des Patienten durch Vertretungsberechtigte zu ermitteln und auf dieser Grundlage zu entscheiden, ob eine Einwilligung abgeleitet werden kann (https://www.gesetze-im-internet.de/bgb/__1901a.html; Oehmichen et al. 2013, 115). Besteht die begründete Gefahr, dass die/der Patientin/Patient auf Grund der Maßnahme stirbt oder einen schweren und länger dauernden gesundheitlichen Schaden erleidet, ist bei Bedarf nach §1904 BGB das Betreuungsgericht einzuschalten (https://www.gesetze-im-internet.de/bgb/__1904.html).

Die Ernährungstherapie bei älteren Menschen zielt zunächst auf den Erhalt möglichst guter Gesundheit und hoher Lebensqualität ab, allerdings sind diese Ziele am Lebensende nicht mehr relevant (Volkert et al. 2013, e3). Zwar stellt die Unterstützung der oralen Nahrungsaufnahme prinzipiell einen integralen Bestandteil der pflegerischen Fürsorge dar (Oehmichen et al. 2013, 113), jedoch stellen sich insbesondere bei Patientinnen/Patienten mit fortgeschrittener Demenz oder in der letzten Lebensphase „ethische Fragen, die eine intensive Auseinandersetzung mit genauem Abwägen von möglichem Nutzen und potentiellen Risiken der in Frage kommenden Maßnahmen erfordern" (Volkert 2009, 85). Gerade das Abwägen des möglichen Nutzens und der potenziellen Risiken – beispielsweise bei der (künstlichen) Ernährung am Lebensende – zielt auf die Frage nach dem Guten und Richtigen ab. Was soll in einer Situation unternommen werden, wenn sich der Patient am Lebensende befindet und die orale, enterale oder parenterale Ernährung ablehnt?

Borker hat 2002 im Rahmen seiner Dissertation eine deskriptiv-analytische Studie mit eindrucksvoller Fotodokumentation durchgeführt, die das Phänomen der Nahrungsverweigerung bei alten Menschen im Krankenhaus und Altenheim eindrucksvoll beschreibt und analysiert. Borker (2002, 320) entwickelte auf Grundlage seiner
Ergebnisse ein Nahrungsverweigerungsmodell (Abb. 7), indem er unterschiedlich starke Spannungsfelder im Umgang mit der Nahrungsverweigerung aufzeigt. Er stellt zum einen den Blickwinkel der Pflegeperson dar, die sich verpflichtet fühlt dem/der Patientin/Patienten das Essen eingeben zu **müssen**, damit eine ausreichende Nährstoffzufuhr gewährleistet werden kann. Zum anderen stellt er die Perspektive der/des Patientin/Patienten dar, die/der verbal oder nonverbal das Essen verweigert, weil sie/er nicht essen oder trinken **kann** und/oder **will**. Etwas Essen zu **müssen** bzw. etwas nicht essen zu **können** oder zu **wollen**

rufen aus Sicht der Pflegenden unterschiedlich starke Spannungsfelder hervor. Je stärker die Pflegeperson oder die/der Patientin/Patient den eigenen Willen verfolgt, desto mehr nimmt der Spannungsaufbau (von innen nach außen dargestellt) zu. Der untere Trichter *Spannungsabbau* zeigt auf, dass es Möglichkeiten gibt, den Ausprägungsgrad der Nahrungsverweigerung mit (ethisch) vertretbaren Lösungen zu reduzieren. Borker (2002, 322) empfiehlt bereits im geduldeten Spannungsbereich nach Lösungen zu suchen, da hier die Ausprägung der Nahrungsverweigerung noch gering ist.

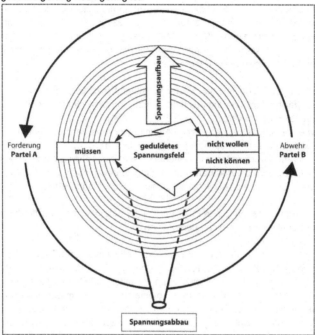

Abbildung 7: Nahrungsverweigerungsmodell
(Quelle: Borker 2002, 324)

Wie verhält es sich somit in Hinblick auf Situationen der Nahrungsablehnung oder (künstlicher) Ernährung in der Sterbephase mit Werten wie Autonomie der/des Patientin/Patienten und Fürsorgepflicht der behandelnden Berufsgruppen? Wie lässt sich feststellen, ob die Sterbephase begonnen hat? Wissenschaftlich kann der Beginn der Sterbephase nicht definiert werden, somit kann in diesem Fall auch kein evidenzbasierter Algorithmus angelegt werden (Oehmichen et al. 2013, 115). Weitere Werte wie beispielsweise die Würde des Menschen, Freiheit oder Nichtschaden beeinflussen diese Situation zusätzlich. Solche Situationen und damit einhergehende Fragen sind bei allen Beteiligten mit einem moralischen Unbehagen verbunden und somit ethischer Natur. Ethik, verstanden als praktische Philosophie, versucht das weitere Handeln mit einsichtigen Argumenten zu begründen (Monteverde 2012, 20). Die Auseinandersetzung mit ethischen Fragestellungen in Zusammenhang mit der bedarfs- und bedürfnisorientieren Ernährung älterer Menschen sind im Stationsalltag wiederkehrend, darüber hinaus kommt den Pflegefachkräften aufgrund der Nähe zu den Patientinnen/Patienten eine besondere Rolle zu. Hierzu wird im Expertenstandard (2017, 29) festgelegt, dass Pflegende die rechtlichen Bestimmungen kennen und in ethisch schwierigen Situationen die Autorität haben, ethische Fallbesprechungen einzuleiten, bzw. eine Ethikkommission hinzuzuziehen. Eine multidisziplinäre Fallbesprechung auf der Station als Prozess der Entscheidungsfindung ist vor diesem Hintergrund für die weitere konzeptionelle Erarbeitung ausgesprochen relevant.

Riedel und Lehmeyer (2016, 166) haben angelehnt an die Nimweger Methode ein Konzept für ethisch reflektiertes und ethisch begründetes Handeln in der Pflegepraxis entwickelt. Die Nimweger Methode stellt ein vierstufiges Modell der prospektiven ethischen Falldiskussion für die Anwendung im multidisziplinären Team dar und geht nach Monteverde (2012, 179) von folgenden fünf Grundannahmen aus:

1.   Ethische Fragen sind innerlich mit der klinischen Praxis verbunden
2.   Die sorgfältige Formulierung des moralischen Problems steht wenn möglich am Beginn der Besprechung
3.   Analyse, Interpretation und ethische Argumentation werden zum genauen Verständnis für die Situation miteinander kombiniert
4.   Der Konsensfindung unter den Teilnehmern wird ein großes Gewicht zugesprochen. Die Stringenz und die Kohärenz der Argumente sind jedoch ausschlaggebend für die Entscheidungsfindung, die letztlich in der Entscheidungsverantwortung des Arztes liegt
5.   Die Moderation der ethischen Fallbesprechung wird von einer spezifisch geschulten und nicht involvierten Person übernommen

Die der Nimwegener Methode zugrunde liegenden Prinzipien orientieren sich an den von Beauchamp und Childress entwickelten vier grundlegenden Prinzipien für medizinethische Fragen: Respekt vor Autonomie, Nichtschaden, Wohltun und Gerechtigkeit (Steinkamp und Gordijn 2010,66). Vorliegende moralische Probleme sollen mit dem Ziel eines gut begründeten Handelns mit Hilfe dieser Prinzipien analysiert und gelöst werden. Das von Riedel und Lehmeyer (2016, 180) entwickelte theoriefundierte Konzept zur ethischen Fallbesprechung besteht aus den drei Konzeptschritten:

1.   Analyse der Situation hinsichtlich ihres ethisch-moralischen Gehalts
2.   Identifikation der bestehenden Wertekonkurrenz/des ethischen Spannungsfeldes
3.   Ethische Reflexion und ethisch begründete Beschlussfassung

Des Weiteren beinhaltet das Konzept vier Instrumente zur Arbeits- und Entscheidungshilfe für den gesamten Entscheidungsfindungsprozess. Der erste Konzeptschritt erfolgt in einer (Pflege-) Situation, die Unbehagen/(moralische) Irritationen erzeugt und ermöglicht diesbezüglich einen dialogischen Austausch mit anderen Teammitgliedern.
Das Instrument zur *Identifikation einer ethischen Fragestellung* (Anlage 1) stellt eine erste Entscheidungshilfe, bzw. –grundlage zur Bewertung dar, ob eine ethische Fallbesprechung sinnvoll ist. Wird eine ethisch reflexionswürdige Situation identifiziert, erfolgt im zweiten Konzeptschritt die Formulierung einer ethischen Fragestellung. Sie stellt, die Basis für eine anschließende ethische Fallbesprechung dar. Unter Zuhilfenahme des Instruments zur *Formulierung der ethischen Fragestellung* (Anlage 2) werden die enthaltenen Wertekonkurrenzen/Spannungsfelder identifiziert und die ethische Fragestellung so formuliert, dass die Di-

lemmasituation in den Fokus genommen wird. Der dritte Konzeptschritt besteht in der eigentlichen ethischen Fallbesprechung. Mit Hilfe des checklistenartigen Instruments zur *Strukturierung der ethischen Fallbesprechung angelehnt an die Nimwegener Methode* (Anlage 3) werden relevante Aspekte, Sachverhalte und beeinflussende Faktoren der Situation in den Reflexions- und Entscheidungsprozess eingebunden.

Hierzu wird in der Leitlinie Klinische Ernährung in der Geriatrie (Volkert et al. 2013, e3) empfohlen, bei ethischen Fragen hinsichtlich künstlicher Ernährung bei älteren Menschen im Einzelfall folgende Fragen zu stellen und zu beantworten:

- Leidet der Patient an einer Krankheit, bei der sich künstliche Ernährung mit hoher Wahrscheinlichkeit positiv auswirkt, d. h. den Krankheitsverlauf verbessert und die Genesung beschleunigt?
- Leidet der Patient an einer unheilbaren Krankheit, bei der jedoch Lebensqualität und Wohlbefinden durch künstliche Ernährung erhalten oder verbessert werden können?
- Überwiegt der voraussichtliche Nutzen die potenziellen Risiken?
- Stehen ausreichend Ressourcen zur Verfügung, um die künstliche Ernährung angemessen durchzuführen? Überwiegt insgesamt der Nutzen, falls die künstliche Ernährung eine Veränderung der Wohnsituation erfordert (z. B. Versorgung im Pflegeheim anstatt zu Hause)?
- Sind die Ernährungsmaßnahmen in Einklang mit dem (mutmaßlichen) Willen des Patienten?

Das vierte Instrument zur *Dokumentation und Ergebnissicherung der ethischen Fallbesprechung* (Anlage 4) stellt ein Dokumentationsinstrument dar und beinhaltet eine Zusammenfassung der ethischen Fallbesprechung und der begründeten Entscheidungsfindung (Lehmeyer und Riedel 2016, 181-186).

Im Rahmen der Konzeptentwicklung stellt der dargestellte Ablauf für ethisch reflektiertes und ethisch begründetes Handeln in der (Pflege-)praxis ein systematisches und strukturiertes Verfahren dar, zuvor dargestellte ernährungsbezogene ethisch reflexionswürdige Situationen zu reflektieren und begründete Entscheidungen im interdisziplinären Team herbeizuführen. Somit sollte dieses Verfahren unter Einbezug situationsspezifischer Ernährungsfragen in die weitere Konzeptentwicklung integriert werden.

2.3.4 Instrumente zur Identifikation einer drohenden oder bestehenden Mangelernährung

Screening auf Mangelernährung

Damit Menschen mit drohender oder bestehender Mangelernährung frühzeitig identifiziert werden können, wird im Expertenstandard und in der aktuell vorliegenden S3-Leitlinie die Durchführung eines Mangelernährungsscreenings bei allen Patientinnen/Patienten zur Aufnahme ins Krankenhaus empfohlen (DNQP 2017, 27; Valentini et al. 2013, 101; Volkert et al. 2013, e20). Bartholomeyczik und Schreier (2010, 212) verstehen in diesem Zusammenhang ein Screening als „(...) eine kurze und leicht durchführbare Erhebung für das frühzeitige Identifizieren von Menschen mit Gefahr für ein Gesundheitsproblem (z. B. Mangelernährung) oder das Aufspüren von Menschen, die von einem Gesundheitsproblem bereits betroffen sind". Aus dem Expertenstandard (DNQP 2017, 23) können folgende Kriterien, die auf eine drohende oder bestehende Mangelernährung bei älteren Menschen im Krankenhaus hinweisen, abgeleitet werden:

1. Hinweise auf Nahrungs- und Flüssigkeitsmangel
2. Hinweise auf auffällig geringe Ess- und Trinkmengen
3. Erhöhter Energie-, Nährstoff- und Flüssigkeitsbedarf, bzw. entsprechende Verluste
4. Settingspezifische Risikofaktoren (ernährungsbeeinträchtigende Krankheiten und medizinisch notwendige Maßnahmen)

Volkert et al. (2013, e20) empfehlen hierzu ergänzend die Erfassung der Parameter:

5. Immobilität
6. Psychiatrische Probleme

Zwar sind in der Literatur zahlreiche Instrumente zur Erfassung des Ernährungszustandes zu finden, jedoch gibt es keinen Goldstandard, der allen erforderlichen Kriterien entspricht und zudem ausreichend validiert worden ist (Schütz 2011, 23; DNQP 2017, 23). Des Weiteren liegen unterschiedliche Angaben zu den Gütekriterien der jeweiligen Instrumente vor. Bartholomeyczik und Schreier (2011, 213) verweisen darauf, dass dies zum Teil auf unterschiedliche Untersuchungsmethoden zurückzuführen ist.

Der DNQP (2017, 23) ergänzt hierzu, dass die bis dato vorliegenden Instrumente für die Nutzung im pflegerischen Kontext ungeeignet sind. Im aktualisierten Expertenstandard des DNQP konnten daher keine Empfehlungen für die Verwendung bestimmter Instrumente ausgesprochen werden. Zwar werden konkret fünf Screeningtools beschrieben, jedoch spricht sich das DNQP eher „(...) für ein Vorgehen aus, das es ermöglicht, im Rahmen der Pflegeanamnese alle notwendigen Informationen zu sammeln, die der Pflegefachkraft eine Einschätzung darüber ermöglichen, ob Anzeichen für eine drohende oder bestehende Mangelernährung vorliegen" (DNQP 2017, 23).

Von den fünf in deutscher Sprache vorliegenden Instrumenten empfiehlt die deutsche Gesellschaft für Ernährungsmedizin (DGEM) für den Bereich Krankenhaus oder speziell für geriatrische Patientinnen/Patienten folgende Screenings:

1. Mini Nutritional Assessment (MNA)
2. Subjective Global Assessment (SGA)
3. Malnutrition Universal Screening Tool (MUST)
4. Nutritional Risk Screening (NRS-2002)

(Deutsche Gesellschaft für Ernährungsmedizin e.V. 2017)

Mini Nutritional Assessment (MNA-SF)
Das MNA ist ein Instrument zur Erfassung der Ernährungssituation, welches in einer sogenannten Kurz- und Langform (MNA-SF und MNA-LF) vorliegt. Die validierte Kurzform des Instruments eignet sich als Screening oder Voranamnese. In der Leitlinie zur klinischen Ernährung in der Geriatrie wird der Einsatz des MNA-SF für geriatrische Patientinnen/Patienten ausdrücklich empfohlen (Volkert et al. 2013, e20). Der MNA-SF (Anlage 5)

gliedert sich nach Angaben über Name, Geschlecht, Gewicht und Größe in die sechs Bereiche: Essmenge, Gewichtsverlust, Mobilität, akute Krankheit oder psychischer Stress, neuropsychologische Probleme sowie den BMI, bzw. Wadenumfang. Jede Frage bietet mehrere Antwortmöglichkeiten, die unterschiedlich gewichtet werden. Maximal können 14 Punkte erreicht werden. Zwischen 8 und 11 Punkten wird ein Risiko für Mangelernährung und bei weniger als 7 Punkten eine vorliegende Mangelernährung festgelegt. Ab dem Punktwert von 11 oder weniger Punkten wird die vollständige Version des MNA (MNA-LF) empfohlen. Die MNA-LF wird im Verlauf dieses Kapitels aufgegriffen.

Subjective Global Assessment (SGA)

Zur Einschätzung des Ernährungszustandes bei ambulanten oder stationären Patientinnen/Patienten wird im SGA (Anlage 6) kein nummerischer Score verwendet, sondern eine subjektive Einschätzung des Ernährungszustandes vorgenommen. Auf Grundlage von Anamnese (Gewichtsveränderung, Nahrungszufuhr, gastrointestinale Symptome, Beeinträchtigung der Leistungsfähigkeit und Auswirkung der Erkrankung auf den Nährstoffbedarf) und klinischer Untersuchung (Verlust von subkutanem Fettgewebe, Muskelschwund, Knöchelödem, präsakrale Ödeme und Aszites) wird der Ernährungszustand auf Basis einer Anleitung (Anlage 7) in die Kategorien: A=gut genährt; B=mäßig mangelernährt, bzw. mit Verdacht auf Mangelernährung und C=schwer mangelernährt eingeschätzt.

Malnutrition Universal Screening Tool (MUST)

Beim MUST (Anlage 8) werden drei Bereiche: BMI, ungeplanter Gewichtsverlust der letzten 3 - 6 Monate und akute Erkrankungen mit Punktwerten (0 - 2) erfasst. Die Punktwerte werden zu einem Gesamtscore addiert. Die Gesamtsumme weist auf ein Gesamtrisiko für das Vorliegen einer Mangelernährung und Handlungsnotwendigkeit hin. Eine Summe von 0 Punkten wird als geringes (Wiederholung wöchentlich), 1 Punkt als mittel (Ernährungsprotokoll) sowie 2 und mehr Punkte als hohes Risiko (Ernährungstherapie) gewertet. Pirlich und Norman (2011, 83) weisen darauf hin, dass für dieses Instrument eine englischsprachige Broschüre mit detaillierten Anweisungen zur Verfügung steht.

Nutritional Risk Screening (NRS-2002)

Der NRS-2002 (Anlage 9) besteht aus einem Vor- und einem Hauptscreening. Im Vorscreening werden die Themenbereiche BMI, Gewichtsverlust, verminderte Nahrungszufuhr und Krankheitsschwere erfasst. Wird eine Frage mit „ja" beantwortet, muss mit dem Hauptscreening fortgefahren werden. Das Hauptscreening besteht aus einem ernährungsspezifischen Bereich und einem Bereich zur Krankheitsschwere. Im ernährungsspezifischen Bereich werden die Kriterien: Gewichtsverlust und BMI je nach Schwere mit Punkten von 0 - 3 belegt. Im Bereich der Krankheitsschwere wird ebenfalls mit den Punktwerten von 0 - 3, die Schwere der Erkrankung gewichtet. Ist die/der Patientin/Patient zusätzlich 70 Jahre oder älter wird ein zusätzlicher Punkt vergeben. Bei einer Gesamtpunktzahl von mindestens 3 liegt ein Ernährungsrisiko vor und es wird die Erstellung eines Ernährungsplanes empfohlen. Bei weniger als 3 Punkten wird ein wöchentliches Wiederholen des Screenings empfohlen, bzw. wenn beispielsweise eine größere OP geplant ist ein präventiver Ernährungsplan.

Zusammenfassend kann an dieser Stelle der Konzeptentwicklung dargestellt werden, dass der MNA-SF das einzige Screening darstellt, das einerseits speziell für ältere Menschen entwickelt und andererseits bereits validiert worden ist (Volkert et al. 2013, e20). Demnach beinhaltet es auch alle zuvor dargestellten Kriterien des DNQP und der Leitlinie Klinische

Ernährung in der Geriatrie. Im Vergleich zu den anderen drei dargestellten Instrumenten werden die Indikatoren *akute Krankheit oder psychischer Stress* und *neuropsychologische Probleme* mit aufgenommen, was insbesondere mit dem Fokus auf ältere Menschen ein relevantes Kriterium (Kapitel 2.3.1) für eine drohende, bzw. bestehende Mangelernährung darstellt. Der SGA ist insofern interessant, als dass es das einzige Instrument ist, das keine Punktwerte zur Einschätzung erhoben werden.

Hierdurch könnte eventuell das Bewusstsein der Pflegefachkräfte für beeinflussende Risikofaktoren, die zu einer drohenden oder bestehenden Mangelernährung führen, gestärkt werden. Zugleich muss hierbei jedoch auf die Fehleranfälligkeit bei subjektiven Bewertungen verwiesen werden (Pirlich und Norman 2011, 83). Im vorliegenden SGA fehlen, insbesondere mit Hinblick auf die fokussierte Zielgruppe der Konzeptentwicklung, Items zu: Gewichtsveränderungen der letzten 3 Monate, Immobilität und psychiatrische Probleme. Zudem weisen Pirlich und Norman (2011, 83) darauf hin, dass für die Nutzung des SGA aufgrund der durchzuführenden Untersuchungen ein Schulungsbedarf besteht. Hierzu kann aus pflegewissenschaftlicher Sicht ergänzt werden, dass der Schulungsaufwand lohnenswerter eingesetzt werden kann, wenn ein Screening zugleich mit einem dazugehörigen Assessment verknüpft werden kann. Das MUST wurde ursprünglich für den ambulanten Bereich entwickelt, jedoch wird in der Literatur auch der Einsatz des Instruments im Krankenhaus empfohlen (Pirlich und Norman 2011, 83). Hierzu ist kritisch anzumerken, dass in Zusammenhang mit der Erfassung der Risikofaktoren für ältere Menschen bereits eine reduzierte Nahrungszufuhr von weniger als 50 % des eigentlichen Bedarfs über mehr als drei Tage kritisch zu betrachten ist (Volkert et al. 2013, e2) und daher für die weitere Konzeptentwicklung nicht verwendet werden kann. Der NRS-2002 ist zwar speziell für die Risikoerfassung im Krankenhaus entwickelt worden und beinhaltet auch überwiegend die zuvor genannten Kriterien, jedoch fehlen mit Hinblick auf die Zielgruppe die Kriterien der Immobilität und psychiatrischen Probleme. Des Weiteren ist kritisch anzumerken, dass für alle Patientinnen/Patienten ab 70 Jahre ein Punkt vergeben wird, dies könnte die Sensitivität des Instruments wesentlich beeinträchtigen (DNQP 2010, 108). Somit stellt der MNA-SF für die Konzeptentwicklung bisher das einzig relevante Screening zur Identifizierung einer drohenden oder bestehenden Mangelernährung dar.

Assessment
Werden im Screening Hinweise festgestellt, die auf eine drohende oder bestehende Mangelernährung hindeuten, sollen in einem vertieften Assessment Gründe für die Situation ermittelt werden (Volkert et al. 2013, e20). Bartholomeyczik und Schreier (2011, 212) verstehen in diesem Zusammenhang Assessment als „die differenzierte Erfassung und Untersuchung relevanter Problembereiche einer gesundheitsbezogenen Situation (z. B. Ernährungssituation) zur Ursachenabklärung oder zur Begründung von Situationen, die als Grundlage der Planung von Maßnahmen dient". Im Alter können neben physiologischen Ursachen wie abnehmender Appetit und nachlassende Sinneswahrnehmungen vielfältige Begleiterscheinungen des Alters zu einer begrenzten Essmenge oder einem erhöhten Energie- und Nährstoffbedarf führen und somit Ursachen einer inadäquaten Ernährung sein (Volkert et al. 2013, e4). Die Erfassung bedeutender Ursachen für eine inadäquate Ernährung und die Planung spezifischer Maßnahmen auf Basis der erfassten Ursachen sind im Zusammenhang mit Prävention von Mangelernährung hoch relevant, denn rechtzeitig stattfindende Interventionen können das Eintreten einer Mangelernährung oftmals vermeiden (Volkert 2009, S. 78/86). Daher muss ein vertieftes Assessment in eine Beziehung zu den möglichen Gründen und Ursachen für eine zu geringe Nahrungsaufnahme gesetzt werden, um daraus handlungslei-

tende Maßnahmen ableiten zu können. Der DNQP (2017, 26) hat zu den sechs verschiedenen Aspekten:

1. Körperlich oder kognitiv bedingte Beeinträchtigungen
2. Fehlende Lust, keine Appetit, Ablehnen von Speisen und Getränken
3. Umgebungsfaktoren
4. Angebot von Speisen und Getränken
5. Gründe für einen erhöhten Bedarf, bzw. Verlust an Energie, Nährstoffen
6. Gründe für einen erhöhten Bedarf, bzw. Verlust an Flüssigkeiten

eine Übersicht mit Gründen und Kriterien für eine zu geringe Nahrungs-/Flüssigkeitsaufnahme oder einen unbeabsichtigten Gewichtsverlust erstellt. In Tabelle 4 werden Aspekte und Kriterien des DNQP aufgenommen und um die Kriterien *Depressive Stimmung, Depression* und *Schmerzen* von Volkert et al. (2013, e4), die im Rahmen der theoretischen Fundierung hinzugekommen sind, erweitert. Zur besseren Übersichtlichkeit wurden die Aspekte:

- Gründe für einen erhöhter Bedarf, bzw. Verlust an Energie, Nährstoffen
- Gründe für einen erhöhten Bedarf, bzw. Verlust an Flüssigkeiten

zusammengefasst und einige beispielhafte Erläuterungen wie *weiß nichts mit dem Essen anzufangen* weggelassen.

Körperlich oder kognitiv bedingte Beeinträchtigungen
• Kognitive Überforderung (z. B. aufgrund einer Demenzerkrankung, depressive Stimmung, Depression)
• Eingeschränkte Mobilität, Immobilität
• Beeinträchtigung der oberen Extremitäten (z. B. Erreichbarkeit von Nahrungsmitteln, kann Besteck nicht greifen oder hat Schwierigkeiten, Lebensmittel klein zu schneiden)
• Schlechter Mundzustand und/oder beeinträchtigte Kaufunktion (z. B. Mundtrockenheit, Schleimhautdefekte, Zahnprobleme)
• Schluckstörungen (z. B. verschluckt sich leicht, hustet oft beim Essen)
• Müdigkeit bei der Nahrungsaufnahme (eventuell aufgrund von Medikamentennebenwirkungen oder einem veränderten Tag-/Nachtrhythmus) Beeinträchtigung der Seh- oder Hörfähigkeit
Fehlende Lust, kein Appetit, Ablehnen von Speisen und Getränken
• Besondere psychische Belastungen (z. B. Einsamkeit)
• Akute Krankheiten und/oder Schmerzen (z. B. Erkrankungen des Magen-Darm-Trakts, akute oder chronische Schmerzen)
• Wunsch nach verringerter Ausscheidung (z. B. Angst vor nächtlichen Toilettengängen)
• Reduziertes Hunger- und Durstgefühl
• Medikamentennebenwirkungen (z. B. Polymedikation)
• Auffallend reduzierter Geschmacks- und Geruchssinn
• Keine ausreichende Informationen über Nahrungsmittel und ihre Zusammensetzung
• Kulturelle, religiöse Gründe
• Individuelle Abneigungen, Vorlieben und Gewohnheiten Angst vor Unverträglichkeiten oder Allergien
Umgebungsfaktoren

- Situation der Nahrungsaufnahme wird als unangenehm empfunden (z. B. Gerüche, Tischnachbarn, Lärm)
  - Inadäquate Essenszeiten
  - Hilfsmittelangebote (z. B. fehlende geeignete Hilfsmittel wie Besteck-verdickungen oder Trinkgefäße, Unterstützungsangebote)

Beziehung zu den Versorgungspersonen (z. B. Annehmen können von Unter-stützung beim Essen und Trinken)

Angebot von Speisen und Getränken

- Unzufriedenheit mit dem Nahrungsangebot (z. B. kulturell oder religi-ös bedingte Bedürfnisse hinsichtlich der Lebensmittelauswahl)
  - Unangemessene Konsistenz

Nicht akzeptierte oder inadäquate Diät

Erhöhter Bedarf, bzw. Verlust an Energie, Nährstoffen und Flüssigkeiten

- Krankheit (z. B. Fieber, Infektion, Tumor, offene Wunden, starkes Erbrechen, anhaltende Durchfälle, akute und/oder chronische Schmerzen
  - Hyperaktivität (z. B. ständiges Umherlaufen evtl. in Verbindung mit kognitiven Erkrankungen)

Starkes Schwitzen, übermäßige Hitze (z. B. stark geheizte Räume, Sommer-hitze, etc.)

Tabelle 4 Gründe und Ursachen für eine zu geringe Nahrungsaufnahme
(eigene Darstellung in Anlehnung an DNQP 2017, 26; Volkert et al. 2013, e4)

Die Pflege benötigt somit zur Ableitung von handlungsleitenden Maßnahmen die Erfassung der dargestellten Ursachen aus Tabelle 4 in Form eines Assessments. Der DNQP (2017, 27) stellt hierzu fest, dass mit Ausnahme des Instruments *Pflegerische Erfassung von Mangeler-nährung und deren Ursachen (PEMU)* kein Instrument vorliegt, das den Anforderungen ent-spricht. Der MNA-LF (Anhang 10) enthält jedoch ein Assessment und wird daher nachfol-gend beschrieben.

Mini Nutritional Assessment (MNA-LF)
Wie zuvor erwähnt wird ab einem Punktwert von weniger als 11 Punkten in der MNA-SF ein Assessment mit der vollständigen Version des MNA-LF empfohlen. Das MNA-LF beinhaltet sowohl das bereits beschriebene Screening, als auch weitere 12 Bereiche zur Wohnsituati-on, Medikamenteneinnahme, vorhandenen Druck- oder Hautgeschwüre, Anzahl der Haupt-mahlzeiten, Quantität der täglichen eiweiß-, obst-, gemüse- und trinkmengen Zufuhr, Hilfe-bedürftigkeit bei der Nahrungsaufnahme, die Selbsteinschätzung des Ernährungszustands sowie dem Gesundheitszustand und der Umfang von Oberarm und Wade. Der maximale Punktwert des gesamten MNA-LF beträgt 30 Punkte. Von 24 bis 30 Punkten wird in der Auswertung von einem normalen Ernährungszustand, bei 17 bis 23,5 Punkten von einem Risiko für Mangelernährung und bei weniger als 17 Punkten von einer bestehenden Mangel-ernährung ausgegangen.

Problematisch ist jedoch, dass auf Basis der MNA-LF keine ursachenorientierenden Maß-nahmenplanungen abgeleitet werden können (DNQP 2010, 108), so dass der MNA-LF kein relevantes Assessment für die Erfassung einer Mangelernährung und deren Ursachen dar-stellt. An dieser Stelle wird auf das für die Langzeitpflege entwickelte Instrument PEMU ver-wiesen. Der PEMU ermöglicht im ersten Teil des Instruments die Identifizierung von Krite-rien, die Anzeichen von Mangelernährung darstellen (Screening). Im zweiten Teil werden mit einem differenzierteren Assessmentverfahren relevante Problembereiche untersucht und die

Ableitung handlungsleitender Maßnahmen für die Pflege ermöglicht (DNQP 2017, 23; Bartholomeyczik und Schreier 2011, 228). Zwar weist der DNQP (2017, 27) darauf hin, dass der PEMU bisher lediglich auf Praktikabilität und nur in Teilen auf Reliabilität und Validität getestet wurde. Das Instrument ist für die Langzeitpflege entwickelt worden. Dennoch ist dieser für die vorliegende Konzeptentwicklung in der Hinsicht relevant, als dass es modifiziert und angepasst auf die Ziele des zu entwickelnden Konzepts in den Prozess der Instrumentenentwicklung (Kapitel 2.5) eingebracht werden kann. Daher wird nachfolgend der PEMU vorgestellt.

Pflegerische Erfassung von Mangelernährung und deren Ursachen in der stationären Langzeit-/Altenpflege (PEMU)

Das Instrument PEMU besteht aus zwei Teilen. Im ersten Teil, dem Screening/der Risikoerfassung werden Anzeichen für Nahrungs- und Flüssigkeitsmangel, die Ess- und Trinkmenge und ein möglicherweise erhöhter Energie-/Nährstoffbedarf, bzw. Flüssigkeitsbedarf mittels Ja/Nein-Fragen erfasst. Interessant ist, dass die Hinweise für Nahrungsmangel mit verschiedenen Indikatoren (BMI, äußerer Eindruck, unbeabsichtigter Gewichtsverlust =>zu weit gewordene Kleidung) ermittelt werden können und dem BMI somit eine nicht allzu große Bedeutung beigemessen wird. Im unteren Bereich des Screenings ist eine abschließende Einschätzungshilfe vorhanden. Bei dieser Einschätzungshilfe wird der Fokus nochmals auf den Gewichtsverlauf und BMI gelenkt. In der Norm befindliche BMI- Werte oder unauffällige Gewichtsverläufe müssen dahingehend hinterfragt werden, ob eventuell Ödeme oder eine einseitige Ernährung ohne Gewichtsabnahme über eine Mangelernährung hinwegtäuschen. Wird eine Frage im Screening mit Ja beantwortet, wird das anschließende Assessment durchgeführt. Das Ziel des Assessments ist eine tiefergehende Ursachenabklärung, damit handlungsleitende Maßnahmen für die weitere Gestaltung des Pflegeprozesses abgeleitet und darüber hinaus noch Informationen für die interprofessionelle Zusammenarbeit generiert werden können. Die im Assessment abgefragten Themenbereiche (Tabelle 5) stellen sämtliche mit Mangelernährung und Flüssigkeitsmangel zusammenhängenden theoriegestützte Themenbereiche dar, die für die stationäre Langzeitpflege bedeutsam sind (Schreier und Bartholomeyczik 2010, 46).

Themengebiete Nahrungsmangel	Themengebiete Flüssigkeitsmangel
Körperlich oder kognitiv bedingte Beeinträchtigungen	Körperlich oder kognitiv bedingte Beeinträchtigungen
Fehlende Lust zum Essen, kein Appetit, Ablehnen des Essens	Fehlende Lust zum Trinken
Umgebungsfaktoren	Umgebungs-faktoren
Essensangebot	Trinkangebot
Gründe für einen erhöhten Energie- und Nährstoffbedarf	Gründe für einen erhöhten Flüssigkeits-bedarf/-verlust

Tabelle 5: Übersicht Themengebiete PEMU
(eigene Darstellung in Anlehnung an Schreier und Bartholomeyczik 2010, 46-47)

Das zuletzt dargestellte Instrument PEMU ist jedoch aufgrund der kurzen Liegedauer im Krankenhaus in diesem Umfang als nicht praktikabel einzuschätzen und beinhaltet zudem nicht alle aktuellen Empfehlungen aus den vorhandenen Leitlinien. Es wird ersichtlich, dass sich für die weitere konzeptionelle Ausarbeitung die Modifikation und Erweiterung des Instruments PEMU (Kapitel 2.5) anbietet.

2.3.5 Good-Practice Beispiel „Klinikum Lüdenscheid"

Das Thema bedarfs- und bedürfnisorientierte Ernährung älterer Menschen im Krankenhaus hat in den letzten Jahren in einigen Einrichtungen des Gesundheitswesens Einzug gefunden, so dass verschiedentlich Ernährungskonzepte entwickelt wurden, die jedoch nicht immer der Öffentlichkeit zur Verfügung gestellt werden. Das „Kasseler Modell" (Löser 2011b) ist ein gut publiziertes Konzept, das erfolgreich in die Praxis implementiert worden ist. Besonders hervorzuheben bei dem „Kasseler Modell" ist, das die betriebswirtschaftlichen und medizinischen Verantwortlichen der Klinik sich vor der Konzeptentwicklung mit der Ernährungsthematik intensiv auseinander gesetzt haben und zu einer grundlegenden Überzeugung für die Bedeutsamkeit der frühzeitigen gezielten Ernährungsinterventionen gekommen sind. Diese Auseinandersetzung stellt eine fundierte Ausgangsbasis dar, damit getroffene Vereinbarungen und Maßnahmen auch von den Verantwortlichen getragen werden können (Löser 2011a, 166). Das Konzept beinhaltet ein routinemäßiges Screening zur stationären Aufnahme bei allen Patientinnen/Patienten und führt bei einer drohenden Mangelernährung aufgrund standardisierter Behandlungspfade, zu gezielten ernährungsmedizinischen Interventionen. Mit einer speziellen Menülinie werden kreative und energiereiche Shakes und Suppen angeboten. Dieses außergewöhnlich kreative und reichhaltige Angebot wurde sogar als Rezeptbuch veröffentlich (Löser 2011b, 359).

Ein nicht-veröffentlichtes Konzept wurde im Klinikum Lüdenscheid entwickelt und darf mit freundlicher Genehmigung der Leitung für die Darstellung als „Good-practice" in dieser Arbeit verwendet werden. Das Klinikum Lüdenscheid mit rund 900 Planbetten hat aufgrund der schwerwiegenden Folgen von Mangel- und Fehlernährung, unbewältigter Schluckstörungen, dem Nicht-Erkennens unvertrauter Speisen und damit verbundener Formen der Nahrungsverweigerung 2013 das Konzept „Demenzsensibles Ernährungsmanagement/Seniorenkost" entwickelt. Hierzu wurde speziell auf die Bedürfnisse hochbetagter, demenzbetroffener und/oder akut verwirrter Patienten die „Seniorenkost" eingeführt. Die Seniorenkost stellt ein Speiseangebot dar, das aus vertrauten Speisekomponenten besteht und zugleich den Anforderungen an eine weiche Kost nachkommt. Die Vorgehensweise stellt sich so dar, dass sobald bedürftige Patientinnen/Patienten identifiziert worden sind und diese eine geringe Verzehrmenge aufweisen, überprüft wird, ob die Seniorenkost eine Möglichkeit darstellt, die Ernährungssituation zu verbessern. Im Rahmen der Seniorenkost werden weitere Interventionen wie beispielsweise Speisen mit hohem Flüssigkeitsanteil, Finger-Food zur höheren Kalorienzufuhr, essenszeit-unabhängige Speisenangebote oder Unterstützung bei selbstständiger Nahrungsaufnahme integriert. Damit Patientinnen/Patienten, die Essen und Trinken ablehnen, zu jeder Zeit ein entsprechendes Nahrungsangebot unterbreitet werden kann, wurden Wunschkostelemente (Süßspeisen, Obst, verschiedene Getränke und Suppen oder Breibrot) auf den Etagenküchen im Krankenhaus vorrätig bestellt und bei entsprechendem Bedarf angeboten (Burbaum 2015).

Eine Besonderheit stellt das angebotene Breibrot, bzw. Weichbrot (Abb. 8) dar.

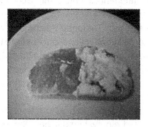

Abbildung 8: Weichbrot Klinikum Lüdenscheid
(Quelle: Apel, Silvia 2017)

Hierfür wird Vollkornbrot mit Käse und Quark zunächst passiert und anschließend in Brotform tiefgefroren. Eine Stunde vor Verabreichung wird das Brot aufgetaut und kann Patientinnen/Patienten mit Schluckstörungen verabreicht werden.

Des Weiteren wurde im Rahmen des Konzepts eine klinische Pflegeexpertin für das Ernährungsmanagement mit dem Schwerpunkt „mangelernährte Patientinnen/Patienten" etabliert, die eng mit dem im Haus tätigen gerontologischen Pflegeexpertinnen/Pflegeexperten zusammenarbeitet. Die patientenorientierten Angebote berücksichtigen in besonderem Maße die Erfordernisse einer bedarfs- und bedürfnisorientierten Ernährung und stellen praktikable Möglichkeiten für die Umsetzung im Krankenhaus dar (Burbaum 2015).

Das dargestellte Good-Practice Beispiel des Krankenhauses Lüdenscheid ist insbesondere in Hinblick auf den erweiterten Kostformenkatalog eine Möglichkeit, zu allen Tages- und Nachtzeiten Speisen anbieten zu können. Die Idee des Weichbrots stellt darüber hinaus eine sehr appetitlich aussehende Möglichkeit dar, im Rahmen der bedarfs- und bedürfnisorientierten Ernährung die orale Nahrungsaufnahme zu fördern. Auch der Ansatz, eine/n klinische/n Pflegeexpertin/Pflegeexperten mit dem Schwerpunkt Ernährungsmanagement zu integrieren, stellt eine gute Möglichkeit dar, der im Begründungsrahmen geschilderten Problematik „mangelnde Ernährungsversorgung in der Pflege" konstruktiv und nachhaltig entgegenzuwirken.

2.3.6 Ergebnis der theoretischen Fundierung
Aus der bisher dargelegten theoretischen Verankerung lassen sich folgende Ergebnisse festhalten:

- Kriterien, die auf eine Mangelernährung hinweisen, sind sehr vielfältig (Kap. 2.3.1) und müssen zuverlässig identifiziert werden. Hierzu werden im pflegerischen Kontext Instrumente benötigt, die Patientinnen/Patienten mit drohender oder bestehender Mangelernährung zuverlässig identifizieren und ermöglichen, Ursachen und Gründe zu erheben, damit handlungsleitende Maßnahmen zur Verhinderung einer Mangelernährung abgeleitet werden können. Daher bietet sich für die weitere Konzeptentwicklung die Modifizierung des PEMU an (Kap. 2.3.4).

- Vor dem Hintergrund des Zusammenhangs zwischen Schluckstörungen und Mangelernährung (Kap. 2.3.2) zeigt sich die Relevanz, dieses Themengebiet in die

Konzeptentwicklung aufzunehmen. Des Weiteren zeigt sich, dass die frühzeitige Identifizierung von Patientinnen/Patienten mit Schluckstörungen eine bedeutende Rolle in der Ernährungsversorgung einnimmt.

•   Die in Kapitel 2.3.2 dargestellten Themenbereiche sind eng miteinander verwoben und müssen im Rahmen der konzeptionellen Ausarbeitung sinnvoll miteinander verknüpft werden. Die präzise inhaltliche Ausgestaltung der Themenfelder ist stark abhängig von der Institution, in der das zu entwickelnde Konzept eingebunden werden sollen und wird daher im Rahmen dieser Ausarbeitung nicht vertieft dargestellt.

•   Die Auseinandersetzung mit ethischen Fragenstellungen in Zusammenhang mit der bedarfs- und bedürfnisorientierten Ernährung älterer Menschen ist im Stationsalltag wiederkehrend und erfordert ein systematisches und strukturiertes Verfahren. Das in Kapitel 2.3.3 vorgestellte, von Riedel und Lehmeyer entwickelte Konzept zum ethisch reflektierten und ethisch begründeten Handeln in der Pflege kann in die Konzeptentwicklung aufgenommen werden.

2.4   Ziele im Rahmen der Konzeptentwicklung

Im dritten Element der Konzeptentwicklung werden vor dem Hintergrund des Begründungsrahmens und der theoretischen Verankerung die Ziele und Reichweite des Konzepts festgelegt. Elsbernd (2008, 60) hält hierzu fest, dass Ziele „(…) die Praxis und deren Problemstellung mit der Theorie und deren Wissen um die Problemstellung" verbinden. Zur genauen inhaltlichen Ausrichtung und späteren Evaluierung des Konzepts ist wichtig, die Ziele sehr präzise und in ganzen Sätzen auszuformulieren. Elsbernd (2016, 25) empfiehlt, aufeinander bezogene Ober- und Unterziele zu folgenden Zielgruppen zu benennen:

1.   Betroffene und deren Angehörige
2.   Pflegende
3.   Führung und Organisation

Aus Basis der dargelegten theoretischen Fundierung kann als übergeordnetes Ziel der konzeptionellen Entwicklung „Die Sicherstellung der bedarfs- und bedürfnisorientierten Ernährung älterer Menschen im Krankenhaus, damit eine Mangelernährung möglichst verhindert wird" festgelegt werden. Die konkreten Ziele für die entsprechenden Zielgruppen werden im weiteren Verlauf dargestellt.

Zielgruppe Betroffene und deren Angehörige

•   Die bedarfs- und bedürfnisorientierte Ernährung älterer Patientinnen/Patienten ist während des gesamten Krankenhausaufenthalts sichergestellt.

•   Bei allen Patientinnen/Patienten wird zu Beginn der stationären Aufnahme ein standardisiertes Mangelernährungsscreening durchgeführt.

•   Bei allen Patientinnen/Patienten mit positivem Screening wird ein Ernährungsassessment zur Identifizierung der individuellen Ursachen für eine drohende oder bestehende Mangelernährung sowie zur Ableitung von handlungsleitenden Maßnahmen durchgeführt.

•   Patientinnen/Patienten mit positivem Ernährungsscreening sowie ihre Angehörigen erhalten adressatengerechte Informationen, Beratungen und Anleitungen zur bedarfs- und bedürfnisorientierten Ernährung, damit eine drohende oder bestehende Mangelernährung verhindert, bzw. verbessert wird.

- Ethisch reflexionswürdige Situationen werden im Rahmen eines systematischen und strukturierten Verfahrens reflektiert und begründete Entscheidungen im interdisziplinären Team herbeigeführt.

Zielgruppe Pflegende

- Pflegefachkräfte besitzen die erforderlichen Kompetenzen, bei allen Patientinnen/Patienten ein Screening und Ernährungsassessment durchzuführen und individuelle handlungsleitende Maßnahmen abzuleiten, durchzuführen, zu dokumentieren und zu evaluieren.

- Pflegefachkräfte besitzen die Sozial- und Fachkompetenz der Information, Beratung und Anleitung in Zusammenhang mit der Ernährungsversorgung und führen bei Bedarf entsprechende Maßnahmen durch.

- Pflegefachkräfte unterstützen alle hilfsbedürftigen Patientinnen/Patienten dem Bedarf entsprechend bei der Nahrungsaufnahme. Dabei integrieren sie alle zur Verfügung stehenden Möglichkeiten der Umgebungs- und Beziehungsgestaltung.

- Pflegefachkräfte besitzen die Kompetenz, ethisch reflexionswürdige Situationen zu erkennen. Im Rahmen eines systematischen und strukturierten Verfahrens zu reflektieren sowie ethisch begründete Entscheidungen im multidisziplinären Team herbeizuführen.

- Pflegefachkräfte leiten bei Situationen mit komplexer Ernährungsversorgung multidisziplinäre Absprachen mit einem Ernährungsteam ein.

Ziele für Führung und Organisation

- Die Organisation initiiert die Implementierung einer Ernährungskommission und unterstützt bei der Entwicklung und Koordinierung von Ernährungsstrukturen/Care Catering (z. B. geriatrische Menülinien, Bestellwesen, etc.) innerhalb der Organisation.

- Organisation und Ernährungskommission entwickeln krankenhausinterne Standards zur Durchführung des Screenings und Assessments sowie zum Entlass- und Überleitmanagement.

- Organisation und Ernährungskommission implementieren ein Ernährungsteam, das für komplexe Ernährungsmaßnahmen sowie für die individuelle und multidisziplinäre Ernährungsversorgung zuständig ist, bzw. bei Bedarf hinzugezogen werden kann.

- Die Organisation ist in Zusammenarbeit mit der Ernährungskommission zuständig für die Koordination und Überwachung ernährungsbezogener Schulungen sowie Fort- und Weiterbildungsangebote.

2.5 Instrumente und Verfahren im Rahmen der Konzeptentwicklung

Im vierten Element der Konzeptentwicklung wird festgelegt, wer zukünftig in welcher Weise in dem umzusetzenden Konzept arbeiten wird. Hierzu werden Instrumente benötigt, die „in gewisser Weise ‚Werkzeuge` [darstellen], deren Anwendung garantiert, dass alle vorgesehenen Aspekte Berücksichtigung finden" (Elsbernd 2008, 61). Es kann zwischen Instrumenten, wie beispielsweise Einschätzungs-, Assessment-, Planungs-, Durchführungs-, Evaluations- oder Dokumentationsinstrumenten etc. unterschieden werden. Für die Konzeptentwicklung ist es erforderlich, dass bereits bestehende Instrumente einer kritischen Analyse auf ihre Eignung unterzogen werden und daraufhin entschieden wird, mit welchen Instrumenten im Konzept gearbeitet werden soll. Alternativ können auch entsprechende Instrumente konstruiert werden, die aus der theoretischen Verankerung und der Erfahrung aus der Praxis abgeleitet werden. Zusätzlich zu den Instrumenten werden Verfahren benötigt, die Abläufe in Verfahrensschritte aufteilen und somit das Handeln aufeinander aufbauend festlegen (Elsbernd 2016, 28).

2.5.1 Einschätzungsinstrumente PEMiK I und PEMiK II

In Kapitel 2.3.4 wurden bereits die in der Literatur empfohlenen Screening und Assessmentinstrumente in Bezug auf Mangelernährung vorgestellt und kritisch betrachtet. Dabei konnte festgehalten werden, dass die Modifikation und Erweiterung des Instruments PEMU für die vorliegende konzeptionelle Erarbeitung sinnvoll ist. Im Folgenden wird daher das Instrument PEMU modifiziert und auf Grundlage der in Kapitel 2.3 dargestellten theoretischen Verankerung, bzw. unter Einbeziehung der Empfehlungen aus den Leitlinien der DGEM erweitert. Zum jetzigen Zeitpunkt kann dieses Instrument nicht ohne weiteres in der Pflegepraxis eingesetzt werden, da dieses weder einem Pretest noch einer Validierung unterzogen wurde. Es soll an dieser Stelle der konzeptionellen Erarbeitung nur eine Idee zur möglichen Weiterentwicklung darstellen, die zukünftig diskutiert werden kann.

Der Screening-Teil des PEMU wird im Rahmen der Modifizierung zunächst umbenannt in „Pflegerische Erfassung für Mangelernährung im Krankenhaus (PEMiK I)" (Abb. 9) und das Assessment in „Pflegerische Erfassung für Mangelernährung im Krankenhaus (PEMiK II)" (Abb. 10). Zur besseren Nachvollziehbarkeit sind die aus dem PEMU belassenen Abschnitte in Abbildung 9 rot umrahmt dargestellt worden. Im PEMiK I werden die personengebundenen Daten aus dem PEMU an die Erfordernisse des Krankenhauses angepasst. Hierzu werden Einrichtung und Wohnbereich ersetzt durch Abteilung und Station. Des Weiteren werden in diesem Bereich die anthropometrischen Daten Körpergewicht und Körpergröße zur Ermittlung des BMI integriert. Die im unteren Abschnitt des PEMU befindende Einschätzungshilfe wird zur besseren Präsenz und Sensibilisierung für die Interpretation des BMI dem Screening vorangesetzt und reduziert auf die Frage nach Ödemen und/oder Aszites. Die weiteren Zeichen für Nahrungsmangel werden zur besseren Übersichtlichkeit aus der Einschätzungshilfe herausgenommen und im Screening bei den entsprechenden Fragen integriert. Volkert et al. (2013, e20) empfiehlt als weitere Screeningparameter die geriatrischen Syndrome und Risikofaktoren für Mangelernährung: Immobilität und psychiatrische Probleme aufzunehmen. Darüber hinaus wird empfohlen, dass sollte der BMI nicht zu ermitteln sein, stattdessen der Wadenumfang gemessen wird. (Volkert 2013, e20) Diese Parameter wurden im PEMiK I berücksichtigt und integriert. Außerdem wurde auf Grundlage der in Kapitel 2.3.2 beschriebenen hohen Prävalenz für Mangelernährung bei Schluckstörungen die Frage „Liegt der Verdacht auf Schluckstörungen vor" aufgenommen und durch exemplarische Symptome für Schluckstörungen nach Wirth und Dziewas (2017, 136) ergänzt. Das Screening für Flüssigkeitsmangel wurde belassen und übernommen. Angelehnt an den PEMU wird auch im PEMiK I bei positiver Beantwortung eines Items die Durchführung des PEMiK II und die Erfassung der visuellen Verzehrmenge empfohlen (Kap. 2.5.2).

Damit der Umfang des Instruments auf eine praktikable Seitenzahl reduziert werden kann, wurde der PEMiK II insofern modifiziert, dass die Bereiche Assessment–Nahrungsmangel und Assessment-Flüssigkeitsmangel zusammengeführt worden sind. Dabei wurden jedoch die Themenbereiche (Tab. 4) in der linken Spalte belassen und die Unterpunkte als Hilfestellung für die einschätzende Pflegefachkraft in die entsprechenden Themenbereiche integriert. Auf Basis der aus den jeweiligen Themenbereichen erkannten Ursachen für Nahrungs- bzw. Flüssigkeitsmangel werden individuell festzulegende Maßnahmen von den Pflegefachkräften abgeleitet und in der rechten Spalte dokumentiert. Zur praktikablen Anwendung wurde für die Instrumente PEMiK I und II eine Verfahrensanweisung (Abb. 11) erstellt.

Pflegerische Erfassung für Mangelernährung im Krankenhaus (PEMiK I)

Vor-/Nachname:_____   Geb.-Dat.:_____

Abteilung: _____   Station:_____

Datum: _____

Körpergewicht: _____kg   Körpergröße:_____m   BMI:_____

Einschätzungshilfe

Ödeme u./o. Aszites   vorhanden ▫   Nicht vorhanden ▫

Screening / Risikoerfassung für Nahrungsmangel
(wird 1x mit „ja" geantwortet => Durchführung visuelle Verzehrmengenerfassung und PEMiK II)

Errechneter BMI ≤ 20 *(wenn ermittelbar, sonst Wadenumfang)*	ja ▫	nein ▫
Wadenumfang ≤31cm *(Nur wenn BMI nicht ermittelbar)*	ja ▫	nein ▫
Erscheint der Patient äußerlich unterernährt / untergewichtig	ja ▫	nein ▫
Unbeabsichtigter Gewichtsverlust *(≥5% in 1 Monat oder ≥10% in 6 Monaten oder weit gewordene Kleidung)*	ja ▫	nein ▫
Auffällig geringe Essmenge *(z.B. mehr als ¼ Essensreste bei 2/3 der Mahlzeiten)*	ja ▫	nein ▫
Liegt der Verdacht auf Schluckstörungen vor *(z.B. veränderter Stimmklang, Verbleiben von Nahrungsresten im Mund- oder Rachenraum, Räuspern oder Husten während dem Essen)*	ja ▫	nein ▫
Erhöhter Energie-/Nährstoffbedarf und Verluste *(z.B. Hyperaktivität, Stresssituationen, akute Krankheit, Fieber, offene Wunden wie Dekubitus, Ulcus Cruris, Diarrhö, Erbrechen, Blutverlust)*	ja ▫	nein ▫
Liegen kognitive Einschränkungen oder Immobilität vor *(z.B. Demenz, Depression, psychischer Stress)*	ja ▫	nein ▫

Screening / Risikoerfassung für Flüssigkeitsmangel
(wird 1x mit „ja" geantwortet => Durchführung visuelle Verzehrmengenerfassung und PEMiK II)

Zeichen von Flüssigkeitsmangel *(z.B. Hinweise auf plötzlich / unerwartete Verwirrtheit und/oder trockene Schleimhäute und/oder konzentrierter Urin)*	ja ▫	nein ▫
Auffällig geringe Trinkmenge *(z.B. weniger als 1000 ml / Tag an mehreren Tagen)*	ja ▫	nein ▫
Erhöhter Flüssigkeitsbedarf *(Fieber, stark beheizte Räume, Sommerhitze etc.)*	ja ▫	nein ▫

Abbildung 9: Pflegerische Erfassung von Mangelernährung im Krankenhaus (PEMiK I) (eigene Darstellung in Anlehnung an Bartholomeyczik et al. 2008)

Pflegerische Erfassung für Mangelernährung im Krankenhaus (PEMiK) II	
Vor-/Nachname: _____	Geb.-Dat.: _____
Abteilung: _____	Station: _____
Datum: _____	

Assessment für Mangelernährung & Flüssigkeitsmangel	
1. Körperlich oder kognitiv bedingte Beeinträchtigung *Kognitive Überforderung, Funktionseinschränkungen der Arme oder Hände, Mundstatus, Schluckstörungen, Müdigkeit beim Essen, Beeinträchtigung der Seh- oder Hörfähigkeit*	⇨ ⇨ ⇨ ⇨ ⇨
2. Fehlende Lust zum Essen/Trinken, kein Appetit, Ablehnen des Essens *Besondere psychische Belastungen, akute Krankheit, Schmerzen, Bewegungsmangel, Nebenwirkungen von Medikamenten, reduziertes Durstgefühl/verringerte Geschmacks- oder Geruchssinne, kulturelle oder religiöse Gründe, Wunsch nach geringer Ausscheidung*	⇨ ⇨ ⇨ ⇨ ⇨ ⇨
3. Umgebungsfaktoren *Unangenehme Esssituation, inadäquate Essenszeiten, Hilfsmittelangebot, Beziehung zu den betreuenden Personen*	⇨ ⇨ ⇨ ⇨
4. Essens- und Trinkangebot *Unzufriedenheit mit den angebotenen Speisen und Getränken, unangemessene Konsistenz, nicht akzeptierte verordnete Diät*	⇨ ⇨ ⇨
5. Gründe für einen erhöhten Energie- und Nährstoffbedarf bzw. Verlust *Fieber, Infektion, Tumor, offene Wunden, Dekubitus, starkes Erbrechen, anhaltende Durchfälle, Hyperaktivität bei kognitiven Einschränkungen*	⇨ ⇨ ⇨ ⇨ ⇨

Abbildung 10: Pflegerische Erfassung von Mangelernährung (PEMiK II)
(eigene Darstellung in Anlehnung an Bartholomeyczik et al. 2008)

Verfahrensanweisung zur Anwendung der pflegerischen Erfassung von Mangelernährung und deren Ursachen (PEMiK I und PEMiK II)

Das Instrument zur pflegerischen Erfassung von Mangelernährung und deren Ursachen gliedert sich in ein zweiteiliges Instrument, dem Screening PEMiK I und einem Ernährungsassessment PEMiK II[1].

PEMiK I unterteilt sich in drei Abschnitte.

1. Es werden zunächst patientenbezogene Daten und wenn möglich Körpergröße und Körpergewicht ermittelt sowie der BMI dokumentiert. Die Einschätzungshilfe mit den Fragen nach Odemen oder Aszites dient der Sensibilisierung, ob der ermittelte BMI aussagekräftig ist.

2. Es folgen acht Fragen, auf deren Basis die eigentliche Einschätzung des Ernährungszustands vorgenommen wird. Sollten die erforderlichen Daten zur Berechnung des BMI nicht ermittelbar sein, wird die erste Frage ausgelassen und stattdessen der Wadenumfang der/des Patientin/Patienten ermittelt. Wird eine Frage im PEMiK I mit „Ja" beantwortet, besteht ein Risiko für Nahrungsmangel und es schließt sich die Durchführung der visuellen Verzehrmengenerfassung über drei bis fünf Tage und der PEMiK II an.

3. Es wird mit Hilfe von drei Fragen, das mögliche Risiko für Flüssigkeitsmangel erfasst. Auch hier gilt, wird eine Frage mit „ja" beantwortet, wird die visuelle Verzehrmengenerfassung und der PEMiK II durchgeführt.

PEMiK II gliedert sich in zwei Spalten. Die linke Spalte enthält fünf Themengebiete, die Gründe für Mangelernährung oder Flüssigkeitsmangel darstellen können. Jedes Themengebiet enthält kursiv gedruckte Hinweise für mögliche Ursachen, die zu Mangelernährung oder Flüssigkeitsmangel führen können. In der rechten Spalte werden entsprechende Maßnahmen gemeinsam mit der/dem Patientin/Patienten abgeleiteten, festgelegt und dokumentiert.

---

[1]Das Instrument PEMiK I und II ist ein modifiziertes Instrumenten des PEMU in Anlehnung an: Bartholomeyczik S, Volkert D, Schreier MM, Bai JC.2008. Qualitätsniveau II: Orale Nahrungs- und Flüssigkeitsversorgung von Menschen in Einrichtungen der Pflege und Betreuung. BUKO-QS, Economica, Heidelberg

Abbildung 11: Verfahrensanweisung zur Anwendung der PEMiK I und PEMiK II
(eigene Darstellung)

2.5.2 Visuelle Verzehrmengenerfassung

Die Erfassung der Verzehrmenge über einen Zeitraum von drei bis fünf Tagen gibt weitere Aufschlüsse über die tatsächliche Nahrungszufuhr (DNQP 2017, 27) und ermöglicht eine tiefergehende Maßnahmenableitung (Kap. 2.3.2). In diesem Kapitel wird angelehnt an die Empfehlungen von Schreier und Bartholomeyczik (2011, 231) ein Dokument zur Trink – und Verzehrmengenerfassung (Abb. 12 und 13) sowie eine dazugehörige Verfahrensanweisung (Abb. 14) vorgeschlagen.

Protokoll zur Trinkmengenerfassung					
Vor-/Nachname: _____ Geb.-Dat.: _____					
Abteilung: _____ Station: _____					
	Datum/ Wochentag	Datum/ Wochentag	Datum/ Wochentag	Datum/ Wochentag	Datum/ Wochentag
Flüssigkeitsmenge pro Trinkgefäß	Anzahl der geleerten Trinkgefäße				
□ 100ml					
□ 150ml					
□ 200ml					
Gesamte Trinkmenge:					

Abbildung 12: Protokoll zur Trinkmengenerfassung
(eigene Darstellung in Anlehnung an Bartholomeyczik und Schreier 2011, 231)

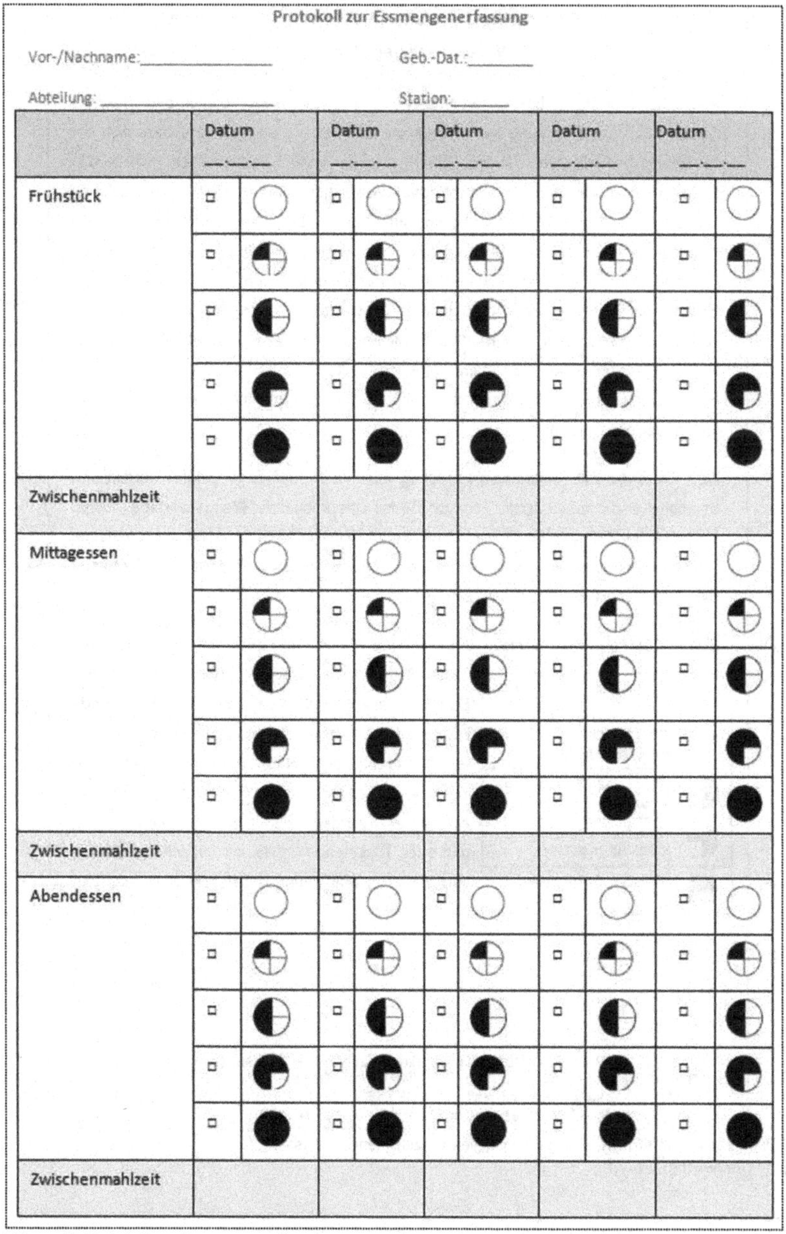

Protokoll zur Essmengenerfassung

Vor-/Nachname:_______________ Geb.-Dat.:________

Abteilung: ____________________ Station:_______

	Datum __.__.__	Datum __.__.__	Datum __.__.__	Datum __.__.__	Datum __.__.__
Frühstück					
Zwischenmahlzeit					
Mittagessen					
Zwischenmahlzeit					
Abendessen					
Zwischenmahlzeit					

Abbildung 13: Protokoll zur Essmengenerfassung
(eigene Darstellung in Anlehnung an Bartholomeyczik und Schreier 2011, 231)

Verfahrensanweisung zur Anwendung der visuellen

Verzehrmengenerfassung

Ältere Menschen sind häufig von akuten und chronischen Krankheiten betroffen, die Einfluss auf die Ernährung haben oder die Bedürfnisse und Bedarfe bezüglich der Ernährung beeinflussen. Ist die Nahrungsmenge deutlich reduziert (ca. < 50 % des Bedarfs für mehr als drei Tage) kann von einem Risiko für Mangelernährung ausgegangen werden[1]. Bei Patientinnen/Patienten, bei denen Hinweise für eine drohende oder bestehende Mangelernährung vorliegen, wird über einen Zeitraum von drei bis fünf Tagen eine Verzehrmengenerfassung (Protokolle zur Trink- und Essmengenerfassung) durchgeführt. Die visuelle Verzehrmengenerfassung ist eine einfache und schnell durchführbare Methode, die einen Überblick über die Nahrungszufuhr ermöglicht. Wenn möglich sollten die Patientinnen/Patienten die Protokolle selbst ausfüllen, damit sie in die bedarfs- und bedürfnisorientierte Ernährung miteinbezogen werden.

Das Protokoll zur Trinkmengenerfassung kann über fünf Tage geführt werden und beinhaltet in der linken Spalte Trinkgefäße mit entsprechender Mengenangabe (100ml, 150 ml oder 200 ml). Zu den entsprechenden Trinkgefäßen kann für jedes geleerte Trinkgefäß ein Strich gemacht werden. Nach 24 Stunden wird die gesamte Trinkmenge des Tages in die untere Zeile eingetragen.

Das Protokoll zur Verzehrmengenerfassung ist mit in Vierteln aufgeteilten Tellerdiagrammen versehen (siehe Abbildung).

◯	Nichts gegessen
◔	Bis zu einem Viertel aufgegessen
◑	Die Hälfte wurde gegessen
◕	Es wurde überwiegend alles aufgegessen
⬤	Alles wurde gegessen

Der/die Patientin/Patienten oder die betreuende Pflegefachkraft soll die Verzehrmenge bei den jeweiligen Hauptmahlzeiten ankreuzen. In den Zeilen *Zwischenmahlzeiten* können zusätzliche Speisen eingetragen werden. Bei auffällig geringer Ess- und/oder Trinkmenge muss zur Ursachenabklärung und Maßnahmenableitung der PEMiK II durchgeführt werden.

---

[1] Volkert, D., M. Bauer, T. Frühwald, I. Gehrke, M. Lechleitner, R. Lenzen-Großimlinghaus, R. Wirth und C. Sieber. 2013. „Leitlinie der Deutschen Gesellschaft für Ernährungsmedizin (DGEM) in Zusammenarbeit mit der GESKES, der AKE und der DGG." Aktuelle Ernährungsmedizin 38 (03): e1-e48. doi:10.1055/s-0033-1343169.

Abbildung 14: Verfahrensanweisung zur visuellen Verzehrmengenerfassung
(eigene Darstellung)

2.5.3 Dysphagiescreening

Schluckstörungen stellen im Kontext von Mangelernährung bei älteren Menschen ein rele-vantes Thema dar (Kap. 2.3.2). Wirth und Dziewas (2017, 134) weisen in diesem Zusam-menhang darauf hin, dass im Verlauf des normalen Alterungsprozesses der Muskelabbau den motorischen Schluckakt erheblich beeinträchtigen kann. Daher kommt der Identifizierung von Patientinnen/Patienten mit Schluckstörungen eine hohe Bedeutung zu. Das Screening hat die Aufgabe, Betroffene frühzeitig zu identifizieren, so dass Lebensmittel in ihrer Konsis-tenz zeitnah angepasst, bzw. entsprechenden Ernährungsmaßnahmen abgeleitet werden können (Kap. 2.3.2) (Wirth und Dziewas 2017, 136-138). In der Leitlinie Klinische Ernährung in der Neurologie empfehlen Wirth et al. (2013, e3) mögliche Methoden zur Durchführung eines Schlucktests. Es wird der Wasserschlucktest (Water-Swallowing-Test, WST) empfoh-len. Der WST beginnt mit der Untersuchung der Zähne und Mundhöhle. Darauffolgend wird mit steigender Wassermenge (zu Beginn Teelöffelweise bis hin zur Steigerung von ca. 50ml) das Schluckvermögen getestet. Kritisiert wird von Wirth et al. (2013, e4), dass keine Diä-tempfehlungen, bzw. Handlungsempfehlungen abgeleitet werden können. Der zweiteilige Multiple-Consistency-Test oder auch Gugging Swallowing Screen (GUSS) stellt hingegen eine Möglichkeit dar, sowohl die Schluckfähigkeit der Patienten zu testen, als auch schritt-weise und in festgelegter Reihenfolge einen Konsistenztest für Lebensmittel durchzuführen. Daher wird das zweiteilige validierte Instrument GUSS, angelehnt an Wirth et al. (2013, e4), als mögliches Instrument für die weitere konzeptionelle Erarbeitung vorgeschlagen. Auch hier ist darauf hinzuweisen, dass das dargestellte Instrument weder einem Pretest noch ei-ner Validierung unterzogen wurde und somit in der Pflegepraxis nicht angewendet werden kann. Abbildung 15 zeigt den ersten Teil des GUSS, den indirekten Schlucktest. Zu Beginn des indirekten Schlucktests wird die Vigilanz getestet. Bei positivem Ergebnis wird geprüft, ob die/der Patientin/Patient, den eigenen Speichel schlucken kann. Werden bei diesem ers-ten Teil des GUSS fünf Punkte erreicht, kann mit Teil 2 (Abb. 16) fortgefahren werden. Ande-renfalls müssen weiterführende Untersuchungen durch Logopädinnen/Logopäden oder Me-dizinerinnen/Medizinern durchgeführt werden.

Gugging Swallowing Screen (GUSS)		
Teil 1: Indirekter Schlucktest		
Vor-/Nachname:_____ Abteilung: _____ Datum: _____	Geb.-Dat.:_____ Station:_____	
	Ja	**Nein**
Vigilanzniveau (Patient ist für mindestens 15 Minuten wach)	1 ☐	0 ☐
Willkürliches Husten (2-mal kräftiges Husten)	1 ☐	0 ☐
Schlucken des eigenen Speichels:		
⇨ Erfolgreich	1 ☐	0 ☐
⇨ Oraler Speichelverlust	0 ☐	1 ☐
⇨ Stimmveränderung (belegt, rau, gurgelnd, schwach)	0 ☐	1 ☐
Summe:	_____ (5)	
1 bis 4 Punkte: weiterführende Untersuchungen **5 Punkte: weiter mit Teil 2**		

Abbildung 15: GUSS Teil 1
(eigene Darstellung in Anlehnung an Wirth et al 2013, e4)

Der zweite Teil des GUSS, der direkte Schlucktest, erfolgt in der Reihenfolge 1 - 3 (von links nach rechts dargestellt) und überprüft, ob die/der Patientin/Patient Lebensmittel in den Konsistenzformen halbfest, flüssig oder fest aufnehmen kann. Die jeweils nächste Konsistenzstufe kann jedoch nur bei einer zu erreichenden Punktzahl von 5 der vorhergehenden Konsistenzstufe durchgeführt werden. Ergänzend weisen Wirth et al. (2013, e4) darauf hin, dass der Test unverzüglich abzubrechen ist, wenn Aspirationszeichen vorliegen, bzw. ein verspäteter Schluckakt beobachtet wird.

Gugging Swallowing Screen (GUSS) Teil 2: Direkter Schlucktest			
Reihenfolge	**1** =>	**2** =>	**3**
	Halbfest	**Flüssig**	**Fest**
Schluckakt:			
Nicht möglich:	0 ▢	0 ▢	0 ▢
Verzögert:	1 ▢	1 ▢	1 ▢
Regelrecht:	2 ▢	2 ▢	2 ▢
Husten (vor während oder bis zu 3 Minuten nach dem Schlucken):			
Ja:	0 ▢	0 ▢	0 ▢
Nein:	1 ▢	1 ▢	1 ▢
Oraler Bolusverlust:			
Ja:	0 ▢	0 ▢	0 ▢
Nein:	1 ▢	1 ▢	1 ▢
Stimmveränderung:			
Ja:	0 ▢	0 ▢	0 ▢
Nein:	1 ▢	1 ▢	1 ▢
Summe I	___(5)	___(5)	___(5)
	1–4 Punkte: weiterführende Untersuchung* **5 Punkte:** weiter mit Flüssigkeit	**1–4 Punkte:** weiterführende Untersuchung* **5 Punkte:** weiter mit fester Konsistenz	**1–4 Punkte:** weiterführende Untersuchung* **5 Punkte:** Normalbefund
Summe II (indirekter und direkter Schlucktest _____ (20)			
* CBA (Clinical Bedside Assessment) oder apparative Dysphagiediagnostik			

Abbildung 16: GUSS Teil 2
(eigene Darstellung in Anlehnung an Wirth et al. 2013, e4)

Entsprechend der erreichten Gesamtpunktzahl aus den Teilen 1 und 2 wird die Schluckstörung in eine der vier Kategorien (Abb. 17) eingeordnet, woraus abschließend spezielle Kostformen und Empfehlungen für weitere Ernährungsmaßnahmen abgeleitet werden. Die Handhabung des GUSS wird in der Verfahrensanweisung (Abb. 18) erläutert.

Ergebnis	Schweregrad	Empfehlung
20	Halbfeste, flüssige und feste Konsistenz erfolgreich	Keine oder leichte Dysphagie mit minimalem Aspirationsrisiko	• Normale Kost • Flüssigkeit ohne Einschränkung (initial unter Aufsicht speziell geschulten Personals)
10-15	Halbfeste und flüssige Konsistenz erfolgreich, feste Konsistenz nicht erfolgreich	Leichte Dysphagie mit niedrigem Aspirationsrisiko	• Pürierte oder weiche Kost • Flüssigkeiten schluckweise • Apparative Dysphagiediagnostik (FEES, VFSS) • Logopädische Mitbeurteilung
5-9	Halbfeste Konsistenz erfolgreich, flüssige Konsistenz nicht erfolgreich	Mittlere Dysphagie mit Aspirationsrisiko	• Geringe Mengen pürierter Kost • Zusätzlich Ernährung via NGT oder parenteral • Flüssigkeiten andicken • Tabletten mörsern • Apparative Dysphagiediagnostik (FEES, VFSS) • Logopädische Mitbeurteilung
0-4	Voruntersuchung oder halbfeste Konsistenz nicht erfolgreich	Schwere Dysphagie mit hohem Aspirationsrisiko	• Keine orale Ernährung • Ernährung via NGT oder parenteral • Apparative Dysphagiediagnostik (FEES, VFSS) • Logopädische Mitbeurteilung

Abbildung 17: Auswertung GUSS
(eigene Darstellung in Anlehnung an Wirth et al. 2013, e4)

Verfahrensanweisung zur Anwendung des Gugging Swallowing Screen (GUSS)

Der Gugging Swallowing Screen (GUSS) ist ein zweiteiliges Instrument (indirekter und direkter Schlucktest) zur Feststellung der Schluckfähigkeit und zur Bestimmung der optimalen Konsistenz, der zu verabreichenden Lebensmittel. Der Test ist unverzüglich abzubrechen, wenn Aspirationszeichen vorliegen bzw. ein verspäteter Schluckakt stattfindet.

Teil 1:

Mit dem indirekten Schlucktest, wird mit den Fragen nach der Wachheit der Patienten und dem Auslösen des willkürlichen Hustens überprüft, ob die/der Patientin/Patienten im Vermögen ist, dass der Test durchgeführt werden kann. Anschließend wird beurteilt, ob die/der Patientin/Patienten den eigenen Speichel schlucken kann. Werden alle Fragen im ersten Teil positiv beantwortet, sind 5 Punkte erreicht und der zweite Teil des GUSS kann nachfolgend durchgeführt werden. Sollten die summierten Punkte unter 5 liegen, darf keine orale Ernährung zugeführt werden und es sind umgehend weitergehende Untersuchungen erforderlich.

Teil 2:

Der direkte Schlucktest überprüft sowohl die Schluckfähigkeit als auch die schluckfähigen Konsistenzen halbfest, flüssig und fest. Hierzu wird in der Reihenfolge 1-3 (in Spalten von links nach rechts dargestellt) mit den angegebenen Konsistenzen der Schluckakt überprüft. Während des Schluckakts ist darauf zu achten, ob die/der Patientin/Patient hustet, Nahrungsmittel verliert oder sich die Stimme verändert. Gibt es zu diesen Kriterien entsprechende Hinweise, wird kein Punkt vergeben. Die Reihenfolge des Schlucktests kann nur mit der maximalen Punktzahl fortgesetzt werden.

Auf Grundlage der erreichten Punktzahlen des indirekten und direkten Schlucktests werden in der Auswertung der Schweregrad der Schluckstörung evaluiert und die mögliche Kostform und Textur der Nahrungsmittel sowie weitere Handlungsempfehlungen für die klinische Ernährung abgegeben.

Quelle:

Wirth, R., R. Dziewas, M. Jäger, T. Warnecke, C. Smoliner, K. Stingel und A. Leischker. „Leitlinie der Deutschen Gesellschaft für Ernährungsmedizin (DGEM) in Zusammenarbeit mit der GESKES, der AKE, der DGN und der DGG: Klinische Ernährung in der Neurologie – Klinische Ernährung in der Neurologie Teil des laufenden S3-Leitlinienprojekts Klinische Ernährung." *Aktuell Ernährungsmed*. 04. http://www.dgem.de/sites/default/files/PDFs/Leitlinien/S3-Leitlinien/073-020L_S3_Klinische_Ern%C3%A4hrung_Neurologie_2013-09.pdf.

Abbildung 18: Verfahrensanweisung GUSS
(eigene Darstellung in Anlehnung an Wirth et al. 2013, e4)

2.5.4 Standardisierte Handlungsanleitung zur bedarfs- und bedürfnisorientierten Ernährung

Die Ernährungsversorgung älterer Menschen im Krankenhaus erfordert eine interdisziplinäre Zusammenarbeit Kap. 2.3.2). Damit die vielfältigen Aktivitäten rund um die Ernährungsversorgung sichergestellt werden können, wird eine Handlungsanleitung benötigt, die standardisiert für alle Patientinnen/Patienten angewendet werden kann und darüber hinaus ermöglicht, dass Bedürfnisse, Fähigkeiten und Wünsche der Patientinnen/Patienten berücksichtigt werden. (Volkert et al. 2013, e19; Volker et al. 2013, e5) Fehlen solche standardisierten Handlungsanleitungen, kann dies zu Qualitätsverlusten in der Ernährungsversorgung und daraus resultierend zu einem Schaden der Patientinnen/Patienten führen (Volkert 2009, 77). Vor diesem Hintergrund wurde eine standardisierte Handlungsanleitung zur bedarfs- und bedürfnisorientierten Ernährung (Abb. 19) erstellt. Die Handlungsanleitung hat zum Ziel durch festgelegte Abläufe die Ernährungsversorgung der Patientinnen/Patienten von Beginn der stationären Aufnahme bis zur Entlassung zu sichern. Zudem soll mit der standardisierten Handlungsanleitung dem zu erarbeitenden Konzept ein präventiver Charakter verliehen werden.

Zu Beginn der stationären Aufnahme wird bei jeder/jedem Patientin/Patienten im Rahmen der Anamnese ein Screening mit PEMiK I durch die aufnehmende Pflegefachkraft durchgeführt. Werden bei dem Screening keine Auffälligkeiten entdeckt, wird alle zwei Tage ein Re-Screening durch die Pflegefachkraft durchgeführt, weil sich der Ernährungszustand aufgrund akuter Erkrankungen, Operationen oder aufwendiger Untersuchungen innerhalb von kurzer Zeit wesentlich verändern kann (Volkert et al. 2013, e2). Fällt der PEMiK I positiv aus, wird sowohl eine visuelle Verzehrmengenerfassung, als auch der PEMiK II durchgeführt, damit die individuellen Bedürfnisse erfasst, das Nahrungsdefizit eingeschätzt und Ursachen festgestellt werden können. Des Weiteren werden auf Basis dieser Erfassungen Ziele festgelegt, Interventionen geplant und dokumentiert. Wurde im PEMiK I ein Verdacht auf Schluckstörungen festgestellt, wird ein Dysphagiescreening mit dem GUSS durchgeführt. Ist dieser positiv, wird umgehend das Ernährungsteam informiert und es werden individuelle Maßnahmen der klinischen Ernährung festgelegt. Die durchführende Pflegefachkraft kann auf Basis der ermittelten Fakten einschätzen, ob bei einer drohenden oder bereits bestehenden Mangelernährung eine hohe oder niedrige Komplexität vorliegt. Bei Vorliegen einer niedrigen Komplexität werden festgelegte Maßnahmen durchgeführt und die/der behandelnde Ärztin/Arzt informiert. Liegt eine hohe Komplexität vor, wird das Ernährungsteam involviert und individuelle Maßnahmen der klinischen Ernährungstherapie festgelegt. Die Interventionsmaßnahmen werden durch die Pflegefachkraft und/oder das Ernährungsteam
täglich auf Wirksamkeit hinsichtlich der festgelegten Ziele überprüft und eventuell angepasst. Damit die Ernährungsversorgung auch nach der Entlassung gesichert ist, wird die Entlassung frühzeitig organisiert. Begonnene Ernährungsstrategien werden im Arztbrief/Pflegeüberleitung sektorenübergreifend dokumentiert und es werden Empfehlungen für die Weiterversorgung ausgesprochen.

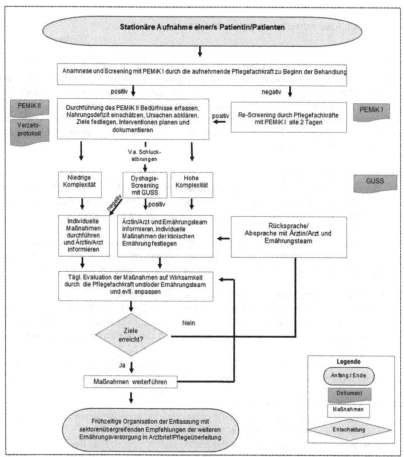

Abbildung 19: Standardisierte Handlungsanleitung zur bedarfs- und bedürfnisorientierten Ernährung (eigene Darstellung)

2.6 Rahmenbedingungen und Ressourcen im Rahmen der Konzeptentwicklung

Für die weitere Konzeptentwicklung empfiehlt Elsbernd (2016, 29) die Organisation, in die das Konzept implementiert werden soll, in den Fokus zu nehmen. Notwendige Rahmenbedingungen und Ressourcen zeigen dabei auf „wie weit das neue Konzept in die Organisation und inhaltliche Arbeit hineinragt" (Elsbernd 2016, 29). Hilfreiche Fragen können beispielsweise sein:

- Ändern sich durch den Einsatz des Konzeptes Arbeitsabläufe und Zuständigkeiten, bzw. Formalkompetenzen der Mitarbeiterinnen und Mitarbeiter?
- Ändern sich Bedingungen in der Zusammenarbeit mit anderen Personen- und

Berufsgruppen?

• Müssen Räumlichkeiten verändert und/oder erweitert werden?

(Elsbernd 2016, 29)

Das Ziel der vorliegenden Arbeit besteht in der konzeptionellen Aufbereitung des Themas der bedarfs- und bedürfnisorientierten Ernährung älterer Menschen im Krankenhaus, zur Prävention einer möglichen Mangelernährung. Für die bisher erfolgte Erarbeitung wurde keine konkrete Organisation in den Fokus genommen, in der die konzeptionelle Erarbeitung implementiert werden soll. Daher werden im Folgenden aus der theoretischen Fundierung (Kapitel 2.3) exemplarische Voraussetzungen und Rahmenbedingung abgeleitet, die einen allgemeingültigen Charakter haben:

Personelle Voraussetzungen:

• Für die Unterstützung bei der Nahrungsaufnahme werden bei einer Hauptmahlzeit 30 - 45 Minuten und bei einer Zwischenmahlzeit etwa 15 Minuten benötigt (Volkert et al. 2013, e5). Daher wird auf den Pflegestationen eine angemessene quantitative Personalausstattung benötigt.

• Für eine angemessene Ernährungsversorgung wird qualifiziertes Personal mit Grundlagenkenntnissen zu Ernährungsthemen benötigt, deren Qualifikation durch regelmäßige Fort- und Weiterbildungen vertieft werden (Volkert et al. 2013, e19).

Räumliche Voraussetzungen und Ausstattung mit Hilfsmitteln:

• Das Essen in Gesellschaft und angenehmer Umgebung fördert die orale Nahrungsaufnahme (Volkert 2013, e4), daher wird zur Förderung der Ernährung ein Speiseraum mit entsprechender Möblierung und Dekoration benötigt (Volkert et al. 2013, e19).

• Zur Förderung der Selbstständigkeit bei der Nahrungsaufnahme werden entsprechende Ess- und Trinkhilfen benötigt (Lendner 2015, 122).

Voraussetzungen des Care Caterings:

• Anpassung des Kostformkatalogs mit bekannten und angereicherten Speisen (Abbott et al. 2013, 973; Volkert et al. 2013, e5; Volkert 2009, 85)

• Energiereiche Nahrungsmittel auf der Station lagern, bzw. flexible Bestellungen ermöglichen, damit die Nahrungsangebote zu jeder Zeit eingenommen werden können (bspw. energiereiche Suppen, Quark, Snacks) (Munk et al. 2013, 273).

• Angepasste und innovative Kostformen für Kau- und Schluckstörungen in den Kostformenkatalog aufnehmen (Darreichungsform →geformte passierte Kost, Weichbrot, Shakes, Suppen (Volkert und Sieber 2011, 259; Löser 2011a, 173; „Good Practice Lüdenscheid" Kap. 2.2.5).

• Beschaffung von buntem Geschirr/Tabletts zum Einsatz bei Patientinnen/Patienten mit drohender oder bestehender Mangelernährung, damit die Ess- und Trinkmenge steigt (DNQP 2017, 74 und 80).

• Die Einführung eines Schöpfsystems auf Stationen mit Speiseräumen (DNQP 2017, 74)

Organisation der Stationsabläufläufe:

• Stationsabläufe an die Mahlzeiten anpassen, damit verfügbare pflegerische Ressourcen in die Mahlzeiten eingebunden werden können (DNQP 2017, 35).

Fort- und Weiterbildung:
- Schulungen und Fortbildungen zu Themen des Ernährungsmanagements (z. B. orale, enterale und parenterale Ernährung, Screening, Assessment, Schluckstörungen, krankheitsspezifische Mangelernährung, etc.)
- Schulungen zu den zu implementierenden Instrumenten PEMiK I und II, visuelle Verzehrmengenerfassung und GUSS

Organisation der multidisziplinären Zusammenarbeit:
- Implementierung einer Ernährungskommission und eines Ernährungsteams (Bischoff und Feuser 2011, 145)
- Einführung der ethischen Fallbesprechung (Kap. 2.2.3)

2.7 Modell der Ernährungsversorgung älterer Menschen im Krankenhaus

Das sechste Element der Konzeptentwicklung besteht in der schriftlichen Darstellung des Konzeptes. Wurden in einem Konzept komplexe theoretische Zusammenhänge zu einem Handlungsplan zusammengeführt, ist es gelungen, eine Brücke zwischen Theorie und Praxis herzustellen. Elsbernd (2016, 30-31) verweist darauf, dass es in diesem Element der Konzeptentwicklung wichtig ist, inhaltliche Schwerpunkte zu visualisieren, Begriffe verständlich zu definieren und die zu verwendenden Instrumente und Verfahren des Konzeptes in einer Form darzustellen, wie sie später in der Praxis genutzt werden kann. Um diesen Forderungen der Konzeptdarstellung nachzukommen, wird außerdem empfohlen, eine Darstellungssystematik zu erarbeiten, die folgende Themen beinhaltet:

- Begründung und Relevanz
- Ziele des Konzeptes
- Instrumente und Verfahren
- Erforderliche Rahmenbedingungen und Ressourcen

Das Modell der Ernährungsversorgung älterer Menschen im Krankenhaus (Abb. 20) stellt die relevanten Themenbereiche der theoretischen Fundierung modellhaft dar. Die Themenbereiche wurden induktiv aus der Theorie abgeleitet und beeinflussen sich gegenseitig. Abhängig von der individuellen Situation der Patientinnen/Patienten sind die Themenfelder zwar gleichwertig, unterscheiden sich allerdings in ihrer Intensität.

Der zentrale Kern des Modells ist die bedarfs- und bedürfnisorientierte Ernährung bei älteren Menschen im Krankenhaus. Ältere Menschen im Krankenhaus stellen, abhängig von ihren körperlichen und geistigen Altersanzeichen eine heterogene und vulnerable Personengruppe dar, die aufgrund physiologischer Prozesse veränderte Grundbedürfnisse in Bezug auf die Ernährungsversorgung aufzeigen (Volkert und Sieber 2011, 247; Volkert 2013, e4).
Im Krankenhaus kommt es aufgrund vielfältiger Faktoren oftmals zu Einschränkungen der Nahrungsaufnahme sowie zu veränderten Anforderungen an die Nährstoffzufuhr (Jordan 2011, 63). Diese individuell verschiedenen Bedürfnisse und Bedarfe müssen zur Vermeidung einer Mangelernährung erhoben und in die Ernährungsversorgung integriert werden.

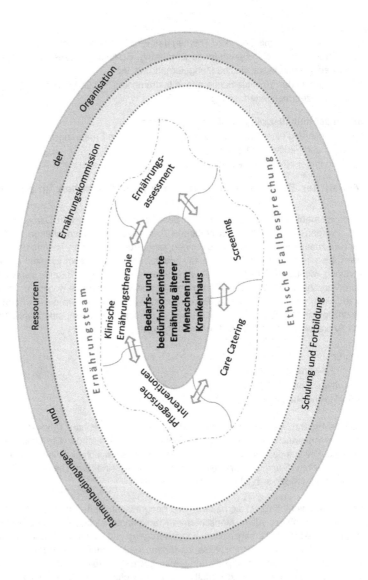

Abbildung 20: Modell der Ernährungsversorgung älterer Menschen im Krankenhaus
(Eigene Darstellung)

Pflegerische Interventionen

Eine Vielzahl pflegerischer Unterstützungsmöglichkeiten zielt auf den Erhalt, bzw. auf die Wiederherstellung eines guten Ernährungszustandes ab. Diesbezüglich wurde der Aspekt Unterstützung bei der Nahrungsaufnahme aufgenommen. Die Unterstützung zeichnet sich durch Interventionen wie die Begleitung an den Esstisch, die adäquate Vorbereitung des Essens, gezielten Einsatz von Hilfsmitteln bis hin zur tatsächlichen Nahrungsaufnahme aus. Der Aspekt Umgebungs- und Beziehungsgestaltung beinhaltet die Gestaltung der Essumgebung mit ansprechendem Geschirr, Tischdekoration und der passenden Gesellschaft. In Kapitel 2.3.2 wurde weiterhin die Möglichkeit aufgezeigt, geschulte Laienhelfer in die Ernährungsversorgung einzubeziehen. Die Förderung der Mundgesundheit stellt im Hinblick auf Ursachen für eine zu geringe Nahrungsaufnahme (z.B. schlecht sitzende oder fehlende Zahnprothesen, lockere oder schmerzende Zähne sowie Schleimhautdefekte oder Kauprobleme) einen äußerst relevanten Themenbereich für die mangelnde Ernährung dar (Tannen 2011, 227). Information, Beratung und Anleitung zeigen insbesondere in Hinblick auf Prävention von Mangelernährung und Stärkung der Eigenverantwortlichkeit einen relevanten Aspekt im Modell auf.

Screening und Ernährungsassessment

Defizite einer unzureichenden Nahrungsversorgung können zu einer Mangelernährung führen, so dass die Durchführung eines Screenings bei allen Patientinnen/Patienten zur stationären Aufnahme erforderlich ist (DNQP 2017, 27; Valentini et al. 2013, 101; Volkert et al. 2013, e20). Für den pflegerischen Kontext ist ein Screening und Ernährungsassessment erforderlich, sodass individuell zugrunde liegende Ursachen, die zu einer Mangelernährung führen können erfasst werden, um daraus handlungsleitende Maßnahmen abzuleiten (Bartholomeyczik und Schreier 2011, 212). Der MNA-SF ist ein empfohlenes und validiertes Screening, jedoch werden im zugehörigen MNA-LF (Assessment) keine Ursachen zur Maßnahmenableitung erfasst, weshalb zukünftig der für die Langzeitpflege entwickelte PEMU für die Nutzung im Krankenhaus modifiziert und weiterentwickelt werden könnte. Zur Abschätzung, ob eine bedarfsdeckende Nahrungszufuhr gewährleistet ist, ist die Durchführung einer Verzehrmengenerfassung über einen Zeitraum von drei bis fünf Tagen vorgesehen. In Bezug auf die hohe Prävalenz von Mangelernährung bei Patientinnen/Patienten mit Schluckstörungen wird der GUSS als kombiniertes Screening und Mehrkonsistenztest ebenfalls aufgenommen.

Care Catering

Das Care Catering umfasst das Spektrum der Ernährungsversorgung im Krankenhaus vom Angebot der Speisen im Rahmen des Kostformkatalogs als auch die Bereitstellung der Speisen zu unterschiedlichen Zeiten. In Bezug auf die bedarfs- und bedürfnisorientierte Ernährung älterer Menschen im Krankenhaus sind insbesondere Menülinien mit bekannten, angereicherten oder auch ansprechenden Menülinien für Patientinnen/Patienten mit Schluckstörungen zu nennen. Aufgegriffen werden sollte in diesem Zusammenhang auch das Vorgehen bei der Auswahl von Speisen durch entsprechend geschulte Ernährungsassistentinnen/Ernährungsassistenten (Kap. 2.3.2).

Klinische Ernährungstherapie

Die klinische Ernährungstherapie beinhaltet ein großes Spektrum an möglichen Maßnahmen zur Verbesserung des Ernährungszustandes. Die Optimierung der oralen Nahrungsaufnahme und der damit verbundene Erhalt der Lebensqualität haben grundsätzlich die oberste Priorität (Volkert et al. 2013, e3; DNQP 2017). ONS unterstützen die normale Ernährung in der Hinsicht, dass der erforderliche Bedarf an Nährstoffen zur Verhinderung einer Mangelernährung gedeckt werden kann (Volkert et al. 2013, e7). Ein zentrales und wichtiges Aufgabengebiet für die Pflege besteht in Zusammenhang mit der ONS darin, die Compliance der Patientinnen/Patienten durch Vielfalt, Abwechslung, Geschmacksrichtung, Temperatur und Konsistenz zu fördern (Kap. 2.3.2).

Die künstliche enterale und parenterale Ernährung stellen darüber hinaus weitere Möglichkeiten dar, die bedarfsdeckende Ernährung sicherzustellen. Sie sind verbunden mit weiteren vielfältigen pflegerischen Aufgabengebieten.

Das **Ernährungsteam** und die **Ethische Fallbesprechung** sind übergreifende Elemente, die sowohl auf den Kern des Modells, als auch auf die dargestellten Elemente direkt einwirken können. Das Ernährungsteam ist ein wichtiges Instrument für die multiprofessionelle Zusammenarbeit und die Koordinierung der Ernährungstherapie. Die Ethische Fallbesprechung ermöglicht ernährungsbezogene ethisch reflexionswürdige Situationen zu reflektieren und begründete Entscheidungen im interdisziplinären Team herbeizuführen. **Ernährungskommission** sowie **Schulung und Fortbildung** stellen indirekt einwirkende Elemente dar, da sie auf die Kontextbedingungen der Ernährungsversorgung einwirken (Kap. 2.3.2). Die Rahmenbedingungen und Ressourcen der Organisation bilden den umliegenden Rahmen des Modells.

3 Fazit und Handlungsempfehlungen für die Praxis

Das inhaltliche Ziel der konzeptionellen Ausarbeitung bestand darin, die Thematik Mangelernährung bei älteren Menschen im Krankenhaus auf Basis aktuell wissenschaftlicher Erkenntnisse als theoriebasierte Konzeptentwicklung aufzuarbeiten und dabei zentrale Themenbereiche zu identifizieren, die in ein Praxiskonzept einfließen können. Die zentrale Fragestellung bezog sich darauf, wie ein nachhaltiges Bewusstsein für die Relevanz von Mangelernährung im Krankenhaus geschaffen werden kann, so dass eine bedürfnis- und bedarfsorientierte Ernährung für ältere Menschen sichergestellt werden kann. Im Verlauf der konzeptionellen Erarbeitung konnten Themenbereiche identifiziert werden, die eine hohe Relevanz für die Ernährung älterer Menschen im Krankenhaus haben. Diese Themenbereiche wurden modellhaft dargestellt (Kap. 2.7) und sind in Hinblick auf Lösungen und Interventionsmöglichkeiten zur Prävention von Mangelernährung bedeutend. Um im klinischen Alltag ein nachhaltiges Bewusstsein für Mangelernährung zu erreichen, ist dem Themenbereich Schulung und Fortbildung zu den Themen der Ernährungsversorgung meines Erachtens eine hohe Priorität zu zusprechen.

Der Frage nach praktikablen, bzw. modifizierbaren Instrumenten und Verfahren konnte im Verlauf der konzeptionellen Erarbeitung gleich zweimal nachgegangen werden. Zunächst wurden empfohlene Instrumente der DGEM vorgestellt und einer kritischen Betrachtung unterzogen (Kap. 2.2.4). Des Weiteren wurde der für die Langzeitpflege entwickelte PEMU kritisch betrachtet. Unter Einbezug aller kritischen Aspekte wurde die Modifizierung und Erweiterung des PEMU empfohlen werden. In Kapitel 2.5 wurde die Modifizierung und Erweiterung des PEMU nach aktuellen Kriterien der Leitlinien exemplarisch durchgeführt. An dieser Stelle wird nochmals ausdrücklich darauf hingewiesen, dass der PEMiK nicht valide und in der Praxis nicht anwendbar ist, sondern lediglich eine Diskussionsgrundlage bietet, entsprechende Screening und Ernährungsassessments zur pflegefachlichen Verwendung zu entwickeln. Für die in der Literatur empfohlene visuelle Erfassung der Verzehr- und Trinkmenge wurden entsprechende Protokolle erstellt, die beispielhaften Charakter haben. Das zweiteilige Instrument GUSS wird in der Leitlinie klinische Ernährung in der Neurologie empfohlen und ist auch für die Anwendung im pflegefachlichen Kontext denkbar. Für die Pflege ist insbesondere die Möglichkeit interessant, mit einem Instrument sowohl die Schluckfähigkeit der/des Patientin/Patienten zu testen als auch die erforderliche Konsistenz der Lebensmittel festlegen zu können, bzw. eine notwendige Nahrungskarenz festzustellen. Es wurde ein mögliches Instrument angelehnt an Wirth et al. (2013, e4) exemplarisch erstellt.

Die beiden letzten Teilfragen beziehen sich darauf, wie die verschiedenen Berufs- und Personengruppen innerhalb eines Konzeptes interdisziplinär organisiert werden können und wie einem zu entwickelnden Konzept ein präventiver Charakter verliehen werden kann. Diesbezüglich wurde zunächst auf die Organisationsformen der Ernährungskommission und des Ernährungsteams verwiesen. Diese beiden Organisationsformen ermöglichen auf verschiedenen Ebenen die Steuerung der interdisziplinären Zusammenarbeit und binden verschiedene Entscheidungsträger des Krankenhauses in die Ernährungsversorgung ein. In Kapitel 2.4 wurde eine standardisierte Handlungsanleitung erstellt, damit die vielfältigen Abläufe der Ernährungsversorgung eindeutig geregelt sind und der Entstehung einer Mangelernährung zuvor gekommen werden kann.

© Springer Fachmedien Wiesbaden GmbH, ein Teil von Springer Nature 2019
R. Wientjens, *Entwicklung und Transfer pflegewissenschaftlicher Konzepte in die Praxis*, Best of Pflege, https://doi.org/10.1007/978-3-658-24309-8_3

Zu Beginn der Arbeit wurde darauf verwiesen, dass über die Zielsetzung hinaus einige Handlungsempfehlungen für weitere Konzeptentwicklungen abgeleitet werden. Diese Handlungsempfehlungen sollen die Pflegepraxis unterstützen, vergleichbar komplexe Themengebiete aufzubereiten. Die nachfolgenden Handlungsempfehlungen werden ausschließlich aus meinen persönlichen Erfahrungen mit der vorliegenden Konzeptentwicklungssystematik abgeleitet.

- Um die im Begründungsrahmen vorliegende Komplexität des Problems in ihren zahlreichen Facetten zu erfassen und vielfältige Perspektiven auf die Problematik zu erhalten, ist die Durchführung einer ausführlichen Situationsanalyse in der Einrichtung zu empfehlen. Diesbezüglich sollten mit Hilfe strukturierter Erhebungsmethoden (Befragung, Interview, teilnehmende/nicht teilnehmende Beobachtung, Stichtagerhebung, etc.) verschiedene Berufsgruppen, Führungskräfte oder auch Personengruppen der beteiligten Abteilungen zur Problemstellung befragt/interviewt oder beobachtet werden.

- Aufgrund der eingangs beschriebenen komplexen Versorgungsanforderungen kann davon ausgegangen werden, dass zukünftig häufig komplexe Themen konzeptionell erarbeitet werden müssen. Die Erstellung einer eigenen fundierten Konzeptentwicklungssystematik ist für ein routiniertes Vorgehen in der Praxis zu empfehlen.

- Die mit der theoretischen Verankerung verbundene wissenschaftliche nationale und internationale Literaturrecherche sowie die Erarbeitung und Aufbereitung des evidenzbasierten Wissens stellen eine anspruchsvolle Tätigkeit dar. Hierzu wird die Einbindung einer/eines Pflegewissenschaftlerin/Pflegewissenschaftlers empfohlen.

- Durch die konzeptionelle Arbeit und die damit verbundene tiefe thematische Auseinandersetzung wird eine umfassende Problemanalyse sowie ein hohes Bewusstsein für die vorliegende Problematik/Thematik erreicht. Der Pflegepraxis wird für die konzeptionelle Arbeit die Zusammenstellung eines interdisziplinären Teams empfohlen, das von der Problematik/Thematik auch selber betroffen ist und somit bei den Beteiligten eine hohe Sensibilität erreicht werden kann.

- Um die Perspektive auf das vorliegende Problem/Thema zu erweitern, wird nahegelegt zwei Personen aus dem Konzeptentwicklungsteam in einer (oder auch mehreren) „Good-Practice-Einrichtung" hospitieren zu lassen oder aber externe Expertinnen/Experten zur fachlichen Beratung/Begleitung hinzuzuziehen.

Im Verlauf der Arbeit wurde festgestellt, dass die Sicherstellung der bedarfs- und bedürfnisorientierten Ernährungsversorgung älterer Menschen im Krankenhaus ein Umdenken in den Einrichtungen des Gesundheitswesens bedeutet. Die hohe Anzahl der von Mangelernährung betroffenen, älteren und pflegebedürftigen Menschen zeigt den ausgeprägten Handlungsbedarf. Die Unterstützung bei der Nahrungsaufnahme benötigt 30-45 Minuten (Volkert et al. 2013, e5). Sind die Patientinnen/Patienten von Schluckstörungen betroffen, müssen die benötigten Unterstützungsmaßnahmen zwingend von qualifizierten Pflegefachkräften durchgeführt werden. Die aktuellen Arbeitsbedingungen in der Pflege bieten zu wenig personelle Ressourcen für die notwendigen Unterstützungsmaßnahmen. Die Politik muss sich mit diesen Anforderungen auseinandersetzen.

Seitens der Pflegewissenschaft sind vermehrte Forschungsaktivitäten hinsichtlich der Wirksamkeit pflegerischer Interventionen in Bezug auf die Ernährungsversorgung bedeutsam. Es liegen derzeit vereinzelte qualitative und quantitative Studien vor, jedoch sind diese aufgrund kleiner Fallzahlen oder unterschiedlicher Studienqualitäten nur bedingt vergleichbar und aussagekräftig. Weiterhin wird zur zuverlässigen Identifizierung von Menschen mit drohender oder bestehender Mangelernährung im Krankenhaus dringend ein valides Screening und Assessmentinstrument für die Pflege benötigt, das individuell zugrunde liegende Ursachen erfasst, um daraus handlungsleitende Maßnahmen ableiten zu können.

Die mit den eingangs beschriebenen demografischen und epidemiologischen Entwicklungen zusammenhängenden komplexen Versorgungsstrukturen erfordern eine gut strukturierte Konzeptarbeit in der Pflegepraxis. Vor diesem Hintergrund werden praktikable Systematiken zur Konzeptentwicklung benötigt. Hierzu kann die vorliegende Konzeptentwicklungssystematik mit der Praxis diskutiert und weiterentwickelt oder auch neue konkurrierende Konzeptentwicklungssystematiken entwickelt werden.

Die positiven „Good Practice" Beispiele im Kontext der Ernährungsversorgung zeigen, dass eine Prävention möglich ist. Es sollte jedoch nicht so sein, dass der Ernährungszustand älterer Menschen im Krankenhaus maßgeblich von Kreativität der jeweiligen Einrichtung abhängt. Für hochentwickelte europäische Gesellschaften sollten entsprechende Rahmenbedingungen selbstverständlich sein, um dem demografischen Wandel der Gesellschaft optimal meistern und die Folgekosten altersbedingter Krankheiten zu senken.

4 Literatur

Abbott, Rebecca A., Rebecca Whear, Jo Thompson-Coon, Obioha C. Ukoumunne, Morwenna Rogers, Alison Bethel, Anthony Hemsley und Ken Stein (2013): Effectiveness of mealtime interventions on nutritional outcomes for the elderly living in residential care: a systematic review and meta-analysis. *Ageing research reviews* 12 (4): 967–81. doi:10.1016/j.arr.2013.06.002.

Aktionsbündnis Patientensicherheit, Plattform Patientensicherheit, Stiftung Patientensicherheit (2016): Einrichtung und erfolgreicher Betrieb eines Berichts- und Lernsystems (CIRS). Handlungsempfehlungen für stationäre Einrichtungen im Gesundheitswesens." http://www.aps-ev.de/wp-content/uploads/2016/10/160913_CIRS-Broschuere_WEB.pdf.

Alvarez Hernandez, Julia, Miguel Leon Sanz, Merce Planas Vila, Krysmaru Araujo, Abelardo Garcia de Lorenzo und Sebastian Celaya Perez (2015): PREVALENCE AND COSTS OF MALNUTRITION IN: HOSPITALIZED DYSPHAGIC PATIENTS: A SUBANALYSIS OF THE PREDYCES STUDY" *Nutricion hospitalaria* 32 (4): 1830–36. doi:10.3305/nh.2015.32.4.9700.

Bartholomeyczik S, Volkert D, Schreier MM, Bai JC (2008): Qualitätsniveau II: Orale Nahrungs- und Flüssigkeitsversorgung von Menschen in Einrichtungen der Pflege und Betreuung. BUKO-QS, Economica, Heidelberg

Bartholomeyczik, Sabine (2014): Pflegeforschung: Entwicklung, Themenstellung und Perspektiven." In: *Handbuch Pflegewissenschaft: Studienausgabe*, hrsg. v. Doris Schaeffer und Klaus Wingenfeld. 1. Aufl., 67–94. Weinheim, Bergstr: Beltz Juventa.

Bartholomeyczik, Sabine und Daniela Hardenacke (Hrsg.) (2010): *Prävention von Mangelernährung in der Pflege: Forschungsergebnisse, Instrumente und Maßnahmen*. 1. Aufl. Pflege : Wittener Schriften. Hannover: Schlütersche.

Bartholomeyczik, Sabine und Maria M. Schreier (2011): Instrumente zur Erfassung und Dokumentation der Ernährungssituation.In: *Pflegebezogene Assessmentinstrumente: Internationales Handbuch für Pflegeforschung und -praxis*, hrsg. v. Bernd Reuschenbach und Corinna Mahler. 1. Aufl., 209–236. Verlag Hans Huber, Programmbereich Pflege. Bern: Huber.

Bauer, J. M. und M. J. Kaiser (2011): Definitionen. In: *Unter- und Mangelernährung: Klinik - moderne Therapiestrategien - Budgetrelevanz*, hrsg. v. Christian Löser. 1. Aufl., 12–16. Stuttgart: Thieme.

Bauer, J. M., R. Wirth, D. Volkert, H. Werner und C. C. Sieber (2008): Malnutrition, Sarkopenie und Kachexie im Alter--Von der Pathophysiologie zur Therapie. Ergebnisse eines internationalen Expertenmeetings der BANSS-Stiftung. [Malnutrition, sarcopenia and cachexia in the elderly: from pathophysiology to treatment. Conclusions of an international meeting of experts, sponsored by the BANSS Foundation]. *Deutsche medizinische Wochenschrift (1946)* 133 (7): 305–10. doi:10.1055/s-2008-1046711.

Baumgärtel, Friederike und Jallal Al-Abtah (Hrsg.) (2015) *Pflege.* I care Anatomie, Physiologie, Krankheitslehre, Pflege ; Bd. 3. Stuttgart: Thieme.

Bischoff, Stephan C. und A. Damms-Machado (2011) Unter-/Mangelernährung bei Adipositas. In: *Unter- und Mangelernährung: Klinik - moderne Therapiestrategien - Budgetrelevanz,* hrsg. v. Christian Löser. 1. Aufl., 333–40. Stuttgart: Thieme.

Bischoff, Stephan C., A. Damms-Machado und Weser Gesine (2010): Mangelernährung bei Adipositas. In: *Krankheitsbedingte Mangelernährung: Eine Herausforderung für unser Gesundheitswesen?* hrsg. v. Arved Weimann, 100–112. Lengerich, Berlin, Bremen, Miami, Fla., Riga, Viernheim, Wien, Zagreb: Pabst Science Publ.

Bischoff, Stephan C. und K. Feuser (2011): Interdisziplinäres Ernährungsteam. In: *Unter- und Mangelernährung: Klinik - moderne Therapiestrategien - Budgetrelevanz,* hrsg. v. Christian Löser. 1. Aufl., 145–52. Stuttgart: Thieme.

Bundesministerium der Justiz und für Verbraucherschutz (2003): Gesetz über die Berufe in der Krankenpflege (Krankenpflegegesetz - KrPflG). https://www.gesetze-im-internet.de/krpflg_2004/BJNR144210003.html.

Bundesministerium der Justiz und für Verbraucherschutz: (2017) Bürgerliches Gesetzbuch (BGB) § 1901a Patientenverfügung. https://www.gesetze-im-internet.de/bgb/__1901a.html.

Bundesministerium der Justiz und für Verbraucherschutz (2017): Bürgerliches Gesetzbuch (BGB) §1904 Genehmigung des Betreuungsgerichts bei ärztlichen Maßnahmen. https://www.gesetze-im-internet.de/bgb/__1904.html.

Bundesministerium für Bildung und Forschung (2015): Bekanntmachung: Soziale Innovationen für Lebensqualität im Alter. https://www.bmbf.de/foerderungen/bekanntmachung-1061.html. Zuletzt geprüft am 29. April 2017.

Burbaum, Jörg (2015): Demenzsensibles Ernährungsmanagement / Seniorenkost. (nicht veröffentlichte Quelle).

Carrion, Silvia, Mateu Cabre, Rosa Monteis, Maria Roca, Elisabet Palomera, Mateu Serra-Prat, Laia Rofes und Pere Clave (2015): Oropharyngeal dysphagia is a prevalent risk factor for malnutrition in a cohort of older patients admitted with an acute disease to a general hospital. *Clinical nutrition (Edinburgh, Scotland)* 34 (3): 436–42. doi:10.1016/j.clnu.2014.04.014.

Deinet, Ulrich und Benedikt Sturzenhecker (Hrsg.) (2009): Konzeptentwicklung in der Kinder- und Jugendarbeit: Reflexionen und Arbeitshilfen für die Praxis. 2. Aufl. Praxishilfen für die Jugendarbeit. Weinheim [u.a.]: Juventa-Verlag

Deutsche Gesellschaft für Ernährung e. V. (2014): DGE-Qualitätsstandard für die Verpflegung in Krankenhäuser. http://www.bmel.de/SharedDocs/Downloads/Ernaehrung/Qualitaetsstandard-Krankenhaus.pdf?__blob=publicationFile.

Deutsche Gesellschaft für Ernährungsmedizin e.V. (2017): Aktivitäten der DGEM. http://www.dgem.de/aktivit%C3%A4ten-der-dgem-0. Zuletzt geprüft am 10. Juni 2017.

Deutsche Gesellschaft für Ernährungsmedizin e.V. (2017): Berufliche Fortbildung in der Ernährungsmedizin. http://www.dgem.de/fortbildung-1. Zuletzt geprüft am 10. Juni 2017.

Deutsche Gesellschaft für Ernährungsmedizin e.V. (2017): Screening auf Mangelernährung - den Ernährungszustand richtig einschätzen." http://www.dgem.de/screening.

Deutscher Berufsverband für Krankenpflege (2016): Position des DBFK zum Einsatz von primärqualifizierten Bachelor of Nursing in der Pflegepraxis. https://www.dbfk.de/media/docs/download/DBfK-Positionen/Position-BSN-Einsatz-in-Praxis_2016-07-26final.pdf. Zuletzt geprüft am 30. April 2017.

Deutsches Netzwerk für Qualitätsentwicklung in der Pflege (Hrsg.) (2010): *Expertenstandard Ernährungsmanagement zur Sicherung und Förderung der oralen Ernährung in der Pflege.* Unter Mitarbeit von S. Bartholomeyczik, M. M. Schreier, D. Hardenacke, G. Flake, J. Brüggemann, C. Kolb, D. Volkert. Schriftenreihe des Deutschen Netzwerks für Qualitätsentwicklung in der Pflege. Osnabrück: Fachhochschule.

Deutsches Netzwerk für Qualitätsentwicklung in der Pflege (Hrsg.) (2017): *Expertenstandard Ernährungsmanagement zur Sicherung und Förderung der oralen Ernährung in der Pflege.* Unter Mitarbeit von A. Büscher, A. Möller, S. Bartholomeyczik, A. Tannen, J. Spencker, C. Kolb, D. Volkert und G. Flake. 1. Aktualisierung. Schriftenreihe des Deutschen Netzwerks für Qualitätsentwicklung in der Pflege. Osnabrück: Fachhochschule.

Dienstleistungs- und Einkaufsgemeinschaft Kommunaler Krankenhäuser eG im Deutschen Städtetag (2017): Berufliche Fortbildung in der Ernährungsmedizin für Pflege- und Assistenzpersonal. http://www.bildungsnetz-krankenhaus.de/ernaehrungstherapie/. Zuletzt geprüft am 18. Juni 2017.

Dudenredaktion (o.J.): Konzept auf Duden online. http://www.duden.de/node/659164/revisions/1649841/view. Zuletzt geprüft am 21. Juli 2017.

Ebel, Stefanie und Nadine Zens (2013): *Fingerfood: Ein alternatives Ernährungskonzept zur Erhaltung der selbstständigen Nahrungsaufnahme.* Köln: Kuratorium Dt. Altershilfe.

Elsbernd, Astrid (2008): Konzeptentwicklung in der Pflege. In: *Betreuungsrecht und Pflegemanagement: Konzepte - Beratung - Unterstützung,* hrsg. v. Konrad Stolz, 52–65. Pflegepraxis. Stuttgart: Georg Thieme Verlag.

Elsbernd, Astrid (2016): Konzepte für die Pflegepraxis: Theoretische Einführung in die Konzeptentwicklung pflegerischer Arbeit. In: *Einführung von ethischen Fallbesprechungen: ein Konzept für die Pflegepraxis: Ethisch begründetes Handeln praktizieren, stärken und absichern,* hrsg. v. Annette Riedel und Sonja Lehmeyer. 4., aktual. und ergänzte Aufl., 13–36. Pflegewissenschaft. Lage: Jacobs.

Flor, Wiebke: Alter(n) und Gesundheitsförderung. In: Leitbegriffe der Gesundheitsförderung." http://www.leitbegriffe.bzga.de/alphabetisches-verzeichnis/altern-und-gesundheitsfoerderung. Zuletzt geprüft am 14. Juni 2017.

Gesetz über die Berufe in der Krankenpflege Gesetz über die Berufe in der Krankenpflege. vom 16. Juli 2003 (BGBl. I S. 1442), das zuletzt durch Artikel 1f des Gesetzes vom 4. April 2017 (BGBl. I S. 778) geändert worden ist. https://www.gesetze-im-internet.de/bundesrecht/krpflg_2004/gesamt.pdf. Zuletzt geprüft am 7. Juli 2017.

Gesundheitsberichterstattung des Bundes gemeinsam getragen von RKI und DESTATIS: Gesundheit in Deutschand (2015): Demenzerkrankungen: Prognosen der Häufigkeit. http://www.rki.de/DE/Content/Gesundheitsmonitoring/Gesundheitsberichterstattung/GesInDtld/gesundheit_in_deutschland_2015.pdf?__blob=publicationFile. Zuletzt geprüft am 30. April 2017.

Graf, Pedro und Maria Spengler (Hrsg.) (2013): Leitbild- und Konzeptentwicklung. 6., überarb. Aufl. Strategien - Tools - Materialien. Augsburg: ZIEL.

Hardenacke, Daniela und Maria M. Schreier (2010): Pflegerische Interventionen im Rahmen einer bedürfnis- und bedarfsgerechten oralen Ernährung. In: Prävention von Mangelernährung in der Pflege: Forschungsergebnisse, Instrumente und Maßnahmen, hrsg. v. Sabine Bartholomeyczik und Daniela Hardenacke. 1. Aufl., 51–57. Pflege : Wittener Schriften. Hannover: Schlütersche.

Heersink, Juanita T., Cynthia J. Brown, Rose A. Dimaria-Ghalili und Julie L. Locher (2010): Undernutrition in hospitalized older adults: Patterns and correlates, outcomes, and opportunities for intervention with a focus on processes of care. *Journal of nutrition for the elderly* 29 (1): 4–41. doi:10.1080/01639360903574585.

Hoben, Matthias, Marion Bär und Hans-Werner Wahl (2016): Begriffe, Gegenstandsbereiche, Akteure und Zielgruppen der Implementierungswissenschaft in Pflege und Gerontologie. In: *Implementierungswissenschaft für Pflege und Gerontologie: Grundlagen, Forschung und Anwendung ; ein Handbuch*, hrsg. v. Matthias Hoben, Marion Bär und Hans-Werner Wahl. 1. Aufl., 25–47. Stuttgart: Kohlhammer.

Hoben, Matthias, Marion Bär und Hans-Werner Wahl (Hrsg.) (2016): *Implementierungswissenschaft für Pflege und Gerontologie: Grundlagen, Forschung und Anwendung ; ein Handbuch.* 1. Aufl. Stuttgart: Kohlhammer.

Höffe, Otfried (2008): *Lexikon der Ethik.* 7., neubearb. und erw. Aufl. Beck'sche Reihe 152. München: C.H. Beck.

InEK – Institut für das Entgeltsystem im Krankenhaus (2016): Deutsche Kodierrichtlinien: Allgemeine und Spezielle Kodierrichtlinien für die Verschlüsselung von Krankheiten und Prozeduren. http://www.g-drg.de/content/view/full/6035?campaign=drg17&kwd=kodrA4. Zuletzt geprüft am 10. April 2017.

Jordan, A. (2011): Bedarfsgerechte Ernährung - Ernährungsempfehlungen. In: *Unter- und Mangelernährung: Klinik - moderne Therapiestrategien - Budgetrelevanz*, hrsg. v. Christian Löser. 1. Aufl., 63–70. Stuttgart: Thieme.

Jungheim, M., C. Schwemmle, S. Miller, D. Kuhn und M. Ptok (2014): Schlucken und Schluckstorungen im Alter. [Swallowing and dysphagia in the elderly]. *HNO* 62 (9): 644–51. doi:10.1007/s00106-014-2864-y.

Khan, Abraham, Richard Carmona und Morris Traube (2014): Dysphagia in the elderly. *Clinics in geriatric medicine* 30 (1): 43–53. doi:10.1016/j.cger.2013.10.009.

Kraske, Marlene (2011): Pflegerische Maßnahmen zur Förderung der oralen Ernährung. In: *Mangelernährung*, hrsg. v. Antje Tannen und Tatjana Schütz, 75–92. Stuttgart: W. Kohlhammer Verlag.

Kuhlmey, Adelheid und Stefan Blüher (2014): Demografische Entwicklung in Deutschland: Konsequenzen für Pflegebedürftigkeit und pflegerische Versorgung. In: *Handbuch Pflegewissenschaft: Studienausgabe*, hrsg. v. Doris Schaeffer und Klaus Wingenfeld. 1. Aufl., 185–98. Weinheim, Bergstr: Beltz Juventa.

Lassen, Karin O., Edvin Grinderslev und Ruth Nyholm (2008): Effect of changed organisation of nutritional care of Danish medical inpatients. *BMC health services research* 8:168.

Lauber, Annette (2012): Pflegerische Interventionen im Zusammenhang mit der Nahrungsaufnahme. In: *Pflegerische Interventionen: [professionelle Pflege in allen Altersstufen]; 103 Tabellen*, hrsg. v. Annette Lauber und Petra Schmalstieg. 3., überarb. Aufl., 148–209. Verstehen & pflegen 3. Stuttgart, New York: Thieme.

Lauber, Annette und Petra Schmalstieg (Hrsg.) (2012): *Pflegerische Interventionen: [professionelle Pflege in allen Altersstufen]; 103 Tabellen.* Unter Mitarbeit von P. Eißing, P. Fickus, R. Fischer, U. Follmann, Gießen-Scheidel, Martina, J. Plescher-Kramer und R. Ruff. 3., überarb. Aufl. Verstehen & pflegen 3. Stuttgart, New York: Thieme.

Lehmeyer, Sonja und Annette Riedel (2016): Einrichtungskonzept: Ethische Fallbesprechungen in der Pflegepraxis. In: *Einführung von ethischen Fallbesprechungen: ein Konzept für die Pflegepraxis: Ethisch begründetes Handeln praktizieren, stärken und absichern*, hrsg. v. Annette Riedel und Sonja Lehmeyer. 4., aktual. und ergänzte Aufl., 161–223. Pflegewissenschaft. Lage: Jacobs.

Lendner, Ilka (2015): Präventive, diagnostische und behandelnde Interventionen bei Mangelernährung. In: *Ernährung bei Pflegebedürftigkeit und Demenz: Lebensfreude durch Genuss*, hrsg. v. Thomas A. Vilgis, Ilka Lendner und Rolf Caviezel, 121–34. [Place of publication not identified]: Springer Science and Business Media.

Lindner-Pfleghar, B., H. Neugebauer, S. Stosser, J. Kassubek, A. Ludolph, R. Dziewas, M. Prosiegel und A. Riecker (2017): Dysphagiemanagement beim akuten Schlaganfall: Eine prospektive Studie zur Überprüfung der geltenden Empfehlungen. [Management of dysphagia in acute stroke : A prospective study for validation of current recommendations]. *Der Nervenarzt* 88 (2): 173–79. doi:10.1007/s00115-016-0271-1.

Löser, Christian (Hrsg.) (2011a): *Unter- und Mangelernährung: Klinik - moderne Therapiestrategien - Budgetrelevanz.* 1. Aufl. Stuttgart: Thieme.

Löser, Christian (2011b): Praktische Umsetzung moderner ernährungsmedizinischer Erkenntnisse im Krankenhaus – „Kasseler Modell". *Aktuel Ernahrungsmed* 36 (06): 351–60. doi:10.1055/s-0031-1292791.

Löser, Christian (2010): Malnutrition in hospital: the clinical and economic implications. *Deutsches Arzteblatt international* 107 (51-52): 911–17. doi:10.3238/arztebl.2010.0911.

Meyer, Felix und Jörg Klewer (2014): Analyse des Ernährungsmanagements in einem stationären Gesundheitszentrum." *HBScience* 5 (4): 108–15. doi:10.1007/s16024-014-0226-z.

Meyer, Felix und Jörg Klewer (2015): Aufnahme der Essensbestellung durch Servicemitarbeiter in einem Krankenhaus. *HBScience* 6 (1): 33–36. doi:10.1007/s16024-014-0235-y.

Moers, Martin, Doris Schaeffer und Wilfried Schnepp (2011): Too busy to think? Essay über die spärliche Theoriebildung der deutschen Pflegewissenschaft. [Too busy to think?]. *Pflege* 24 (6): 349–60. doi:10.1024/1012-5302/a000151.

Müller, F. und I. Nitschke (2005): Mundgesundheit, Zahnstatus und Ernährung im Alter. [Oral health, dental state and nutrition in older adults]. Bd. 38, 334–41.

Munk, T., W. Seidelin, E. Rosenbom, A. L. Nielsen, T. W. Klausen, M. A. Nielsen und T. Thomsen. (2013): A 24-h a la carte food service as support for patients at nutritional risk: A pilot study. *Journal of human nutrition and dietetics : the official journal of the British Dietetic Association* 26 (3): 268–75. doi:10.1111/jhn.12017.

Neitzke, Gerald (2010): Praxis der Klinischen Ethikberatung. In: *Klinische Ethikberatung: Ein Praxisbuch für Krankenhäuser und Einrichtungen der Altenpflege,* hrsg. v. Andrea Dörries. 2., überarb. und erw. Aufl., 56–73. Stuttgart: Kohlhammer.

Netzwerk KRANKENHAUS-CIRS-NETZ DEUTSCHLAND. Zuletzt geprüft am 1. April 2017. http://www.kh-cirs.de/.

Oehmichen, F., P. Ballmer, C. Druml, R. Junek, C. Kolb, U. Körner, N. Paul, S. Rothärmel, G. Schneider und A. Weimann (2013): Leitlinie der Deutschen Gesellschaft für Ernährungsmedizin (DGEM): Ethische und rechtliche Gesichtspunkte der Künstlichen Ernährung. *Aktuelle Ernährungsmedizin* 02. http://www.dgem.de/sites/default/files/PDFs/Leitlinien/S3-Leitlinien/s-0032-1332986.pdf.

Palm, Rebecca und Martin Dichter (Hrsg.) (2013): *Pflegewissenschaft in Deutschland: Errungenschaften und Herausforderungen: Festschrift für Sabine Bartholomeyczik.* 1. Aufl. Pflegewissenschaft, Pflegeforschung. Bern: Huber.

Pirlich, M. und K. Norman (2011): Bestimmung des Ernährungszustandes: moderne Standards." In: *Unter- und Mangelernährung: Klinik - moderne Therapiestrategien - Budgetrelevanz,* hrsg. v. Christian Löser. 1. Aufl., 76–96. Stuttgart: Thieme.

Pirlich, Matthias, Tatjana Schutz, Kristina Norman, Sylvia Gastell, Heinrich J. Lubke, Stephan C. Bischoff, Ulrich Bolder (2006): The German hospital malnutrition study. *Clinical nutrition (Edinburgh, Scotland)* 25 (4): 563–72. doi:10.1016/j.clnu.2006.03.005.

Reuschenbach, Bernd und Corinna Mahler (Hrsg.) (2011): *Pflegebezogene Assessmentinstrumente: Internationales Handbuch für Pflegeforschung und -praxis.* 1. Aufl. Verlag Hans Huber, Programmbereich Pflege. Bern: Huber.

Riedel, Annette und Sonja Lehmeyer (Hrsg.) (2016): *Einführung von ethischen Fallbesprechungen: ein Konzept für die Pflegepraxis: Ethisch begründetes Handeln praktizieren, stärken und absichern.* 4., aktual. und ergänzte Aufl. Pflegewissenschaft. Lage: Jacobs.

Riedel, Annette und Sonja Lehmeyer (2016): Konzeptentwicklung: Theoretische Fundierung und Prämissen zur Konzeptualisierung ethischer Fallbesprechungen. In: *Einführung von ethischen Fallbesprechungen: ein Konzept für die Pflegepraxis: Ethisch begründetes Handeln praktizieren, stärken und absichern,* hrsg. v. Annette Riedel und Sonja Lehmeyer. 4., aktual. und ergänzte Aufl., 53–160. Pflegewissenschaft. Lage: Jacobs.

Roper, Nancy, Winifred W. Logan und Alison J. Tierney (2016): *Das Roper-Logan-Tierney-Modell: Basierend auf den Lebensaktivitäten (LA).* 1., 3., korr. u. erg. Aufl. Bern: Hogrefe, vorm. Verlag Hans Huber.

Schaeffer, Doris und Klaus Wingenfeld (Hrsg) (2014): *Handbuch Pflegewissenschaft: Studienausgabe.* 1. Aufl. Weinheim, Bergstr: Beltz Juventa.

Schiemann, Doris, Martin Moers und Anas Büscher (Hrsg.) (2014): *Qualitätsentwicklung in der Pflege: Konzepte, Methoden und Instrumente.* [Place of publication not identified]: Bookwire GmbH.

Schreier, Maria M. (2010): Mangelernährung: Gesundheitspolitische Relevanz für Betroffene. In: *Prävention von Mangelernährung in der Pflege: Forschungsergebnisse, Instrumente und Maßnahmen,* hrsg. v. Sabine Bartholomeyczik und Daniela Hardenacke. 1. Aufl., 10–15. Pflege : Wittener Schriften. Hannover: Schlütersche.

Schütz, Tatjana (2011): Terminologie. In: *Mangelernährung*, hrsg. v. Antje Tannen und Tatjana Schütz, 20–28. Stuttgart: W. Kohlhammer Verlag.

Schütz, T. und M. Pirlich (2010): Awareness für Mangelernährung: nutritionDay in eurpäischen Krankenhäusern und weitere Initiativen." In: *Krankheitsbedingte Mangelernährung: Eine Herausforderung für unser Gesundheitswesen?* hrsg. v. Arved Weimann, 22–35. Lengerich, Berlin, Bremen, Miami, Fla., Riga, Viernheim, Wien, Zagreb: Pabst Science Publ.

Schütz, Tatjana (2011): Screening auf ein ernährungsbedingtes Risiko." In *Mangelernährung*, hrsg. v. Antje Tannen und Tatjana Schütz, 29–37. Stuttgart: W. Kohlhammer Verlag.

Smoliner, C., D. Volkert und R. Wirth (2013): Die Ernährungsversorgung in geriatrischen Krankenhausabteilungen in Deutschland. [Management of malnutrition in geriatric hospital units in Germany]. *Zeitschrift fur Gerontologie und Geriatrie* 46 (1): 48, 50-5. doi:10.1007/s00391-012-0334-2.

Soderstrom, Lisa, Eva Thors Adolfsson, Andreas Rosenblad, Hanna Frid, Anja Saletti und Leif Bergkvist (2013): Mealtime habits and meal provision are associated with malnutrition among elderly patients admitted to hospital." *Clinical nutrition (Edinburgh, Scotland)* 32 (2): 281–88. doi:10.1016/j.clnu.2012.07.013.

Statistisches Bundesamt (2016): https://www.destatis.de/DE/PresseService/Presse/Pressemitteilungen/2016/03/PD16_072_1 2621pdf.pdf?__blob=publicationFile. Zuletzt geprüft am 10. Juni 2017.

Steinkamp, Norbert und Bert Gordijn (2010): *Ethik in Klinik und Pflegeeinrichtung: Ein Arbeitsbuch.* 3. Aufl. Köln: Luchterhand.

Stolz, Konrad (Hrsg.) (2008): *Betreuungsrecht und Pflegemanagement: Konzepte - Beratung - Unterstützung.* Pflegepraxis. Stuttgart: Georg Thieme Verlag.

Tannen, Anja (2011): Ernährungsmanagement aus Sicht der Pflege. In: *Unter- und Mangelernährung: Klinik - moderne Therapiestrategien - Budgetrelevanz*, hrsg. v. Christian Löser. 1. Aufl., 224–32. Stuttgart: Thieme.

Tannen, Antje und Tatjana Schütz (Hrsg.) (2011): *Mangelernährung.* Stuttgart: W. Kohlhammer Verlag.

Theden, Philipp (2015): Q7 - Sieben Qualitätswerkzeuge. In: *Handbuch QM-Methoden: Die richtige Methode auswählen und erfolgreich umsetzen*, hrsg. v. Gerd F. Kamiske. 3., aktualisierte und erw. Aufl., 723–38. München: Hanser. http://www.hanser-elibrary.com/doi/pdf/10.3139/9783446444416.023.

Valentini, L., D. Volkert, T. Schütz, J. Ockenga, M. Pirlich, W. Druml, K. Schindler et al. (2013): Leitlinie der Deutschen Gesellschaft für Ernährungsmedizin (DGEM): DGEM-Terminologie in der Klinischen Ernährung. *Aktuel Ernahrungsmed* 38 (02): 97–111. doi:10.1055/s-0032-1332980.

Volkert, D. (2009) Leitfaden zur Qualitatssicherung der Ernahrungsversorgung in geriatrischen Einrichtungen. [Practical guideline for nutritional care in geriatric institutions]. *Zeitschrift fur Gerontologie und Geriatrie* 42 (2): 77–87. doi:10.1007/s00391-008-0524-0.

Volkert, D. (2011): Leitlinien und Standards zur Ernährung in der Geriatrie.[Nutritional guidelines and standards in geriatrics]. *Zeitschrift fur Gerontologie und Geriatrie* 44 (2): 91-6, 99. doi:10.1007/s00391-011-0174-5.

Volkert, D., M. Bauer, T. Frühwald, I. Gehrke, M. Lechleitner, R. Lenzen-Großimlinghaus, R. Wirth und C. Sieber (2013): Leitlinie der Deutschen Gesellschaft für Ernährungsmedizin (DGEM) in Zusammenarbeit mit der GESKES, der AKE und der DGG. *Aktuel Ernahrungsmed* 38 (03): e1-e48. doi:10.1055/s-0033-1343169.

Voltz, C., S. Seegler, J.-P. Keil und S. Fleßa (2016): Mangelernährung im Krankenhaus – Welche Erlöse können durch die Ernährungsmedizin erzielt werden?. *Aktuel Ernahrungsmed* 41 (03): 187–89. doi:10.1055/s-0042-105726.

Wahl, Hans-Werner und Vera Heyl (Hrsg.) (2015): *Gerontologie - Einführung und Geschichte.* Unter Mitarbeit von H. Burkhardt, S. Lessenich, J. Pantel und A. Simm. 2., vollständig überarbeitete Auflage. Grundriss Gerontologie Bd. 1. Stuttgart: Kohlhammer.

Weimann, A., S. Breitenstein, J. Breuer, S. Gabor, S. Holland-Cunz, M. Kemen, F. Längle et al. (2013): S3-Leitlinie der Deutschen Gesellschaft für Ernährungsmedizin (DGEM) in Zusammenarbeit mit der GESKES, der AKE, der DGCH, der DGAI und der DGAV: Klinische Ernährung in der Chirurgie. *Aktuel Ernahrungsmed.* 06.

Weimann, Arved, (Hrsg.) (2010): *Krankheitsbedingte Mangelernährung: Eine Herausforderung für unser Gesundheitswesen?* Lengerich, Berlin, Bremen, Miami, Fla., Riga, Viernheim, Wien, Zagreb: Pabst Science Publ.

Wilms, Britta, Sebastian M. Schmid, Kim Luley, Joachim Wiskemann und Hendrik Lehnert (2017): Prävention und Behandlung der Kachexie. *Wien klin Mag* 20 (2): 46–51. doi:10.1007/s00740-016-0158-6.

Wirth, R. und R. Dziewas (2017): Neurogene Dysphagie. [Neurogenic dysphagia]. *Der Internist* 58 (2): 132–40. doi:10.1007/s00108-016-0178-8.

Wirth, R., R. Dziewas, M. Jäger, T. Warnecke, C. Smoliner, K. Stingel und A. Leischker. „Leitlinie der Deutschen Gesellschaft für Ernährungsmedizin (DGEM) in Zusammenarbeit mit der GESKES, der AKE, der DGN und der DGG (2013): Klinische Ernährung in der Neurologie – Klinische Ernährung in der Neurologie Teil des laufenden S3-Leitlinienprojekts Klinische Ernährung." *Aktuel Ernahrungsmed.* 04. http://www.dgem.de/sites/default/files/PDFs/Leitlinien/S3-Leitlinien/073-020I_S3_Klinische_Ern%C3%A4hrung_Neurologie_2013-09.pdf.

Wolke, Reinhold, Allgeier, Christine. (2012): Expertenstandard Ernährungsmanagement - nur Kosten oder auch Nutzen? Gesundheitsökonomische Analysen zum nationalen Expertenstandard Ernährungsmanagement zur Sicherstellung und Förderung der oralen Ernährung in der Pflege. 1. Aufl. Lage: Jacobs.

Zens, Nadine und Stefanie Ebel (2015): *Essbiografie in der Pflege: Ein Ratgeber und erhebungsinstrument für professionell Pflegende und Entscheidungsträger.* 2., aktualisierte Auflage. Köln: Kuratorium Deutsche Arbeitshilfe.

5 Anhang

© Springer Fachmedien Wiesbaden GmbH, ein Teil von Springer Nature 2019
R. Wientjens, *Entwicklung und Transfer pflegewissenschaftlicher Konzepte in die Praxis*, Best of Pflege, https://doi.org/10.1007/978-3-658-24309-8

1. Instrument zur Identifikation einer ethischen Fragestellung

Instrument zur Identifikation einer ethischen Fragestellung

Dokumentationsaspekte:

Involvierte/e Patient/in bzw. Involvierte/e Bewohner/in:

Involvierte Pflegekraft/-kräfte:

Erfassungsdatum:

Eine (Pflege-)Situation löst bei mir/uns Irritationen bzw. Unbehagen aus

Vornehmlich auf der emotionalen/persönlichen Ebene	ODER	Vornehmlich auf der sachlichen/strukturellen Ebene
Ja, hinsichtlich meines/unseres emotionalen **Empfindens**, meiner/unserer moralischen **Intuition**:		**Ja,** hinsichtlich meines/unseres gewohnten **Arbeitsablaufes**, meiner/unserer **Routine**:
Ich/wir empfinde/n:		Die Irritation betrifft:
☐ Gewissensbisse		☐ Gewohnte Handlungsabläufe
☐ Unsicherheit		☐ Organisationelle Vorgaben
☐ Empörung		☐ Kooperationsaspekte
☐ Mitleid		☐ ...
☐ Schuldgefühle		
☐ Entscheidungsdruck		
☐ ...		

Die bestehende Irritation lautet (Ganzsatzformulierung!):

Prüfung des Wertebezugs in der (Pflege-)Situation

☐ **Ja, es sind Werte beteiligt**, z.B. Autonomie, Nichschaden, Gerechtigkeit, Aufrichtigkeit...	☐ **Nein, es sind keine Werte beteiligt**
→ Ein klarer Wertebezug liegt vor	→ Ein klarer Organisations-/Institutionsbezug liegt vor
⇩	⇩
1. Ethische Fragestellung formulieren 2. Ethische Fallbesprechung anregen/einberufen	1. Frage der Arbeits- oder Ablauforganisation klären 2. Lösung der organisations-/institutionsbedingten Ursachen

(Quelle: Lehmeyer und Riedel 2016, 210)

2. Instrument zur Formulierung der ethischen Fragestellung

Instrument zur Formulierung der ethischen Fragestellung

Dokumentationsaspekte:

Involvierter/e Patient/in bzw. involvierter/e Bewohner/in:

Involvierte Pflegekraft/-kräfte:

Erfassungsdatum:

Kurze Beschreibung der betreffenden (Pflege-)Situation:

Beteiligte Werte:

☐ Autonomie   ☐ Aufrichtigkeit   ☐ ...

☐ Nichtschaden   ☐ Verantwortung   ☐ ...

☐ Wohltun   ☐ Loyalität   ☐ ...

☐ Gerechtigkeit   ☐ ...

Relevante, reflexionsbedürftige Wertekonkurrenzen/ethische Spannungsfelder:

WERT   ⟺   WERT

⟺

⟺

⟺

Zentrale Wertekonkurrenz/zentrales ethisches Spannungsfeld der (Pflege-)Situation:

⟺

Zu reflektierende ethische Fragestellung im Rahmen der ethischen Fallbesprechung:

Wichtig bei der Formulierung:

1. Die Frage soll die zentrale Wertekonkurrenz/das zentrale ethische Spannungsfeld repräsentieren
2. Die Frage soll die geschilderte Situation zum Zentrum haben und den Ethikfokus repräsentieren
3. Es soll möglichst Einigkeit über die zu reflektierende ethische Fragestellung bestehen

(Quelle: Lehmeyer und Riedel 2016, 211)

3. Instrument zur Strukturierung der ethischen Fallbesprechung

Instrument zur Strukturierung einer ethischen Fallbesprechung angelehnt an die Nimwegener Methode

Rahmen der ethischen Fallbesprechung:

		Patienten-/Bewohner-/Kundendaten:
Datum:		
Ethik-Moderation:		
Protokoll:		
Teilnehmende/Funktion:		

1. Bestimmung der ethischen Fragestellung:

Was ist der Anlass dieser Fallbesprechung?	
Welche Werte sind in der (Pflege-)Situation betroffen?	
Wie lautet die zu reflektierende ethische Fragestellung?	
	Siehe auch „Instrument zur Formulierung einer ethischen Fragestellung"

2. Sammlung und Analyse relevanter Fakten:

Medizinische Gesichtspunkte:

Was ist aus der medizinischen Vorgeschichte bekannt?	
Wie lautet die aktuelle Diagnose?	
Welche Behandlung ist geplant?	
Welche Einflüsse hat die Behandlung auf den Gesundheitszustand (Nutzen/Schaden)?	
Wie verhalten sich die positiven und negativen Auswirkungen zueinander?	
Gibt es Behandlungsalternativen?	

3. Ethische Bewertung und ethisch relevante Argumente:

Wohlbefinden der betroffenen Person:

Wie wirkt sich die medizinische und die pflegerische Behandlungssituation auf das **Wohlbefinden** der betroffenen Person aus (Lebensfreude, Bewegungsfreiheit, körperliches und geistiges Wohlbefinden, Schmerz, Angst, Lebensqualität...)?

Autonomie der betroffenen Person:

Ist die betroffene Person umfassend informiert und in der Lage, ihre Situation zu verstehen?

Wie schätzt die betroffene Person Belastung und Nutzen der Behandlungs- und Pflegemaßnahmen ein?

Welche Werte und Auffassungen der betroffenen Person sind relevant?

Ist es ethisch zu rechtfertigen, die Entscheidung über das weitere Vorgehen allein bei der betroffenen Person zu belassen?

Verantwortlichkeiten der mit der Betreuung befassten Disziplinen und Personen:

Welche Verantwortung tragen die einzelnen beteiligten Disziplinen und Personen angesichts möglicher Handlungsstrategien?

Gibt es unterschiedliche Ansichten dazu, was getan werden soll?

Bestehen Spannungen angesichts der besprochenen Handlungsstrategien im Team (Kollegialität/Loyalität)?

Ist das Vorgehen in Hinblick auf andere pflegebedürftige Menschen zu verantworten (Gerechtigkeit)?

Welche Aspekte müssen weiterhin bedacht werden (Interessen von Angehörigen, der Organisation, Leitlinien...)?

4. Ethische Beschlussfassung/Konsens und ethische Begründung:	
Wie lautet nach der stattgefundenen Beratung die ethische Fragestellung?	
Welche relevanten Gesichtspunkte sind noch immer unbekannt?	
Welche ethisch und fachlich begründeten Handlungsoptionen scheinen nach der Werteabwägung denkbar?	
Welche Chancen und Grenzen haben die unterschiedlichen Handlungsoptionen?	
Welche Handlungsoption stimmt mit den Wertevorstellungen der betroffenen Person am besten überein?	
Welche Handlungsoption verdient aus ethischer Perspektive den Vorzug vor Handlungsalternativen?	
Welche konkreten Verpflichtungen/Verantwortungen gehen die beteiligten Disziplinen/Personen ein?	
Welche Fragen bleiben weiterhin offen?	
Welche Umstände machen eine erneute Fallbesprechung notwendig?	

Wie lauten die ethische Beschlussfassung/der Konsens und die dazugehörende ethische Begründung?

Ort, Datum:	
Unterschrift der Ethik-Moderatorin/des Ethik-Moderators:	
Unterschrift der Protokollantin/des Protokollanten:	

5. Besondere Situationen:

Menschen ohne eigene Willensäußerung und Willensfähigkeit:

Wie und durch wen ist festgestellt, dass die betroffene Person nicht zu einem eigenen Willen fähig ist?	
In welcher Hinsicht besteht die Einschränkung der Willensfähigkeit?	
Ist diese Einschränkung der Willensfähigkeit und -äußerung zeitlich begrenzt oder dauerhafter Natur?	
Wie sind die Aussichten auf Wiederherstellung der Willensfähigkeit?	
Können die zu treffenden Entscheidungen bis dahin aufgeschoben werden?	
Was ist über die Wertehaltung der betroffenen Person bekannt?	
Wer kann die Interessen der betroffenen Person gut vertreten?	

Kinder:

Wurde dem Kind angemessen Gehör geschenkt?	
Kann das Kind hinsichtlich der Behandlung selbst entscheiden?	
Welche Handlungsoption steht am meisten in Übereinstimmung mit der Wertehaltung der Eltern?	
Was bedeutet es für das Kind, falls der Auffassung der Eltern entsprochen bzw. nicht entsprochen wird?	

Menschen in langandauernden Behandlungs- und Pflegesituationen:

In welchen Situationen muss das Vorgehen in der Pflege überdacht und eventuell verändert werden?	
Welche Haltung vertritt die betroffene Person gegenüber Veränderungen des Vorgehens in der Pflege?	

(Quelle: Lehmeyer und Riedel 2016, 212)

4. Instrument zur Dokumentation und Ergebnissicherung der ethischen Fallbesprechung

Instrument zur Dokumentation und Ergebnissicherung der ethischen Fallbesprechung		
Rahmen der ethischen Fallbesprechung:		
Datum: Bereich/Einheit: Zeitraum:		
Ethik-Moderation:		
Protokoll:		
Betroffener Patient/Bewohner/Kunde		
Teilnehmende/Funktion:		
Anlass der ethischen Fallbesprechung:		
Ethische Fragestellung:		
Relevante Fakten:		
Medizinische Gesichtspunkte:	Pflegerische Gesichtspunkte:	Psychosoziale Gesichtspunkte:
Wertevorstellungen, Wünsche, erklärter/mutmaßlicher Wille der/des Betroffenen:		
Beschlussfassung zur ethischen Fallbesprechung/zum Konsens mit ethischer Begründung:		
Wichtig bei der Formulierung: Beschlussfassung muss für nicht beteiligte Personen sowie retrospektiv nachvollziehbar sein!		
Protokollformalia:		
Protokoll vorgelesen und bestätigt:	☐ ja	☐ nein
Ort, Datum und Unterschrift der Protokollantin/des Protokollanten:		

(Quelle: Lehmeyer und Riedel 2016, 217)

5.   Mini Nutritional Assessment-SF

Mini Nutritional Assessment

MNA®

Nestlé
NutritionInstitute

Name:		Vorname:	
Geschlecht:	Alter (Jahre):	Gewicht (kg):	Größe (cm):	Datum:

Füllen Sie den Bogen aus, indem Sie die zutreffenden Zahlen in die Kästchen eintragen. Addieren Sie die Zahlen, um das Ergebnis des Screenings zu erhalten.

Screening

A Hat der Patient während der letzten 3 Monate wegen Appetitverlust, Verdauungsproblemen, Schwierigkeiten beim Kauen oder Schlucken weniger gegessen?
0 = starke Abnahme der Nahrungsaufnahme
1 = leichte Abnahme der Nahrungsaufnahme
2 = keine Abnahme der Nahrungsaufnahme ☐

B Gewichtsverlust in den letzten 3 Monaten
0 = Gewichtsverlust > 3 kg
1 = nicht bekannt
2 = Gewichtsverlust zwischen 1 und 3 kg
3 = kein Gewichtsverlust ☐

C Mobilität
0 = bettlägerig oder in einem Stuhl mobilisiert
1 = in der Lage, sich in der Wohnung zu bewegen
2 = verlässt die Wohnung ☐

D Akute Krankheit oder psychischer Stress während der letzten 3 Monate?
0 = ja   2 = nein ☐

E Neuropsychologische Probleme
0 = schwere Demenz oder Depression
1 = leichte Demenz
2 = keine psychologischen Probleme ☐

F1 Body Mass Index (BMI): Körpergewicht (kg) / Körpergröße^2 (m^2)) ☐
0 = BMI < 19
1 = 19 ≤ BMI < 21
2 = 21 ≤ BMI < 23
3 = BMI ≥ 23 ☐

WENN KEIN BMI-WERT VORLIEGT, BITTE FRAGE F1 MIT FRAGE F2 ERSETZEN.
WENN FRAGE F1 BEREITS BEANTWORTET WURDE, FRAGE F2 BITTE ÜBERSPRINGEN.

F2 Wadenumfang (WU in cm)
0 = WU < 31
3 = WU ≥ 31 ☐

Ergebnis des Screenings   ☐☐
(max. 14 Punkte)

12-14 Punkte: ☐   Normaler Ernährungszustand
8-11 Punkte: ☐   Risiko für Mangelernährung
0-7 Punkte: ☐   Mangelernährung

Für ein tiefergehendes Assessment (≤ 11 Punkte), bitte die vollständige Version des MNA® ausfüllen, die unter www.mna-elderly.com zu finden ist.
Wurde das Screening mit Beantwortung der Frage F2 (Wadenumfang) durchgeführt, ist die MNA® - Long Form für ein tiefergehendes Assessment nicht geeignet, bei Bedarf ein anderes Assessment (z.B. PEMU) durchführen.

Ref.   Vellas B, Villars H, Abellan G, et al. Overview of the MNA® - Its History and Challenges. J Nutr Health Aging 2006; 10:456-465.
Rubenstein LZ, Harker JO, Salva A, Guigoz Y, Vellas B. Screening for Undernutrition in Geriatric Practice: Developing the Short-Form Mini Nutritional Assessment (MNA-SF). J. Geront 2001;56A: M366-377.
Guigoz Y. The Mini-Nutritional Assessment (MNA®) Review of the Literature - What does it tell us? J Nutr Health Aging 2006; 10:466-487.
Kaiser MJ, Bauer JM, Ramsch C, et al. Validation of the Mini Nutritional Assessment Short-Form (MNA®-SF): A practical tool for identification of nutritional status. J Nutr Health Aging 2009; 13:782-788.
® Société des Produits Nestlé, S.A., Vevey, Switzerland, Trademark Owners
© Nestlé, 1994, Revision 2009. N67200 12/99 10M
Mehr Informationen unter: www.mna-elderly.com

6. Subject Global Assessment

Subjective Global Assessment (SGA) – Einschätzung des Ernährungszustandes
nach Detsky et al., JPEN 1987; 11: 8-13

Name, Vorname: _____   Untersuchungsdatum: _____

Geburtsdatum: _____   Station: _____

A. Anamnese

1. Gewichtsveränderung

* in den vergangenen **6 Monaten**: _____ kg (_____ % Körpergewicht)

  Abnahme < 5% Körpergewicht ☐
  Abnahme 5-10% Körpergewicht ☐
  Abnahme >10% Körpergewicht ☐

* in den vergangenen **zwei Wochen**:
  Zunahme ☐
  keine Veränderung ☐
  Abnahme ☐

2. Nahrungszufuhr

* Veränderungen im Vergleich zur üblichen Zufuhr: nein ☐
  O suboptimale feste Kost   ja → Dauer: _____ ☐
  O ausschließlich Flüssigkost
  O hypokalorische Flüssigkeiten
  O keine Nahrungsaufnahme

3. Gastrointestinale Symptome (> 2 Wochen):   nein ☐

  O Übelkeit   O Erbrechen   ja: ☐
  O Durchfall   O Appetitlosigkeit

4. Beeinträchtigung der Leistungsfähigkeit:

* in den vergangenen **6 Monaten**:
  keine ☐
  mäßig / eingeschränkt arbeitsfähig ☐
  stark / bettlägerig ☐

* in den vergangenen **zwei Wochen**:
  Verbesserung ☐
  Verschlechterung ☐

5. Auswirkung der Erkrankung auf den Nährstoffbedarf:

* Hauptdiagnose: _____

* metabolischer Bedarf
  kein / niedriger Stress ☐
  mäßiger Stress ☐
  hoher Stress ☐

B. Körperliche Untersuchung

	normal	leicht	mäßig	stark
Verlust von subkutanem Fettgewebe				
Muskelschwund (Quadrizeps, Deltoideus)				
Knöchelödem				
präsakrale Ödeme (Anasarka)				
Aszites				

C. Subjektive Einschätzung des Ernährungszustandes

A = gut ernährt ☐
B = mäßig mangelernährt bzw. mit Verdacht auf Mangelernährung
C = schwer mangelernährt

T. Schütz, M. Plauth. Aktuel Emaehr Med 2005; 30: 43-48.

7.   Subject Global Assessment - Anleitung

Anleitung zur EINSCHÄTZUNG DES ERNÄHRUNGSZUSTANDES MITTELS SUBJECTIVE GLOBAL ASSESSMENT (SGA)
nach [1]Detsky et al., JPEN 1987; 11: 8-13

Beschreibung:

Der SGA ist eine einfache, ohne apparativen Aufwand von Ärzten oder medizinischem Personal durchzuführende und reproduzierbare bed-side Methode zur Einschätzung des Ernährungszustandes bei ambulanten oder stationären Patienten.

Grundlage:

Auf Grundlage von Anamnese (Gewichtsveränderung, Nahrungszufuhr, gastrointestinale Symptome, Leistungsfähigkeit, Grunderkrankung) und klinischer Untersuchung (Unterhautfettgewebe, Muskelmasse, Ödeme) schätzt der Untersucher den Ernährungszu-stand des Patienten ein als:

SGA A =   gut ernährt

SGA B =   mäßig mangelernährt bzw. mit Verdacht
                auf Mangelernährung

SGA C =   schwer mangelernährt

Die Zuordnung ergibt sich allein auf Grundlage der subjektiven Bewertung durch den Untersucher und nicht durch ein gewichtetes Punkteschema. Das Hauptaugenmerk liegt dabei auf den Merkmalen Gewichtsverlust, verminderte Nahrungszufuhr, Verlust von subkutanem Fettgewebe und Muskelschwund. Die anderen Fragen sollen dem Untersucher als Check-Liste dabei helfen, den vom Patienten berichteten Gewichtsverlust und die veränderte Nahrungszufuhr zu erfassen.

Durchführung (siehe SGA-Bogen):

· Gewichtsveränderung:

  < 5 % des Körpergewichts: geringer Gew.verlust

  5-10 % des Körpergewichts: potentiell bedeutsamer
    Gewichtsverlust

  > 10 % des Körpergewichts: bedeutsamer Gewichtsverlust

Ein, auch hoher, Gewichtsverlust mit anschließender Gewichtskonstanz oder geringer Gewichtszunahme ist günstiger zu bewerten als ein andauernder Gewichtsverlust.

· Nahrungszufuhr im Vergleich zur üblichen Zufuhr:
  normal oder abnormal (Art?, wie lange?)

· Gastrointestinale Symptome (Appetitlosigkeit, Übelkeit, Erbrechen, Durchfall), die täglich und über länger als zwei Wochen auftreten.

· Leistungsfähigkeit: voll leistungsfähig, eingeschränkt leistungsfähig, gehfähig, bettlägerig

· Metabolischer Bedarf der Grunderkrankung. Erkrankung mit hohem Stress, z.B. akuter Schub einer Colitis ulcerosa mit häufigen blutigen Diarrhoen; Erkrankung mit niedrigem Stress, z.B. latente Infektion, maligne Erkrankung

Besonderheiten bei der Interpretation von Gewichtsveränderungen

SGA A: keine Zeichen einer Mangelernährung

Eine kürzliche Gewichtszunahme, die nicht nur auf einer Flüssigkeitseinlagerung beruht, führt zu SGA A, auch wenn der Nettogewichtsverlust zwischen 5 und 10 % beträgt und der Patient einen geringen Verlust an subkutanem Fettgewebe aufweist. Dies gilt insbesondere dann, wenn der Patient eine Verbesserung der anderen anamnestischen Kriterien angibt (z.B. verbesserter Appetit).

SGA B: mäßig mangelernährt bzw. mit Verdacht auf
        Mangelernährung

Mindestens 5 % Gewichtsverlust in den Wochen vor Aufnahme ohne Gewichtsstabilisierung oder -zunahme zusammen mit einer deutliche Abnahme der Nahrungszufuhr und einem geringen Verlust von subkutanem Fettgewebe oder geringem Muskelschwund.

Abgrenzung zu SGA A: Bei Unsicherheiten und nicht eindeutig auf SGA B hinweisenden Merkmalen ist die Einteilung in SGA A angezeigt.

SGA C: schwere Mangelernährung

Offensichtliche körperliche Zeichen einer Mangelernährung wie hoher Verlust von subkutanem Fettgewebe, starker Muskelschwund, teilweise Ödeme bei gleichzeitigem Vorhandensein eines klaren und überzeugenden Gewichtsverlustes (>10 % des Körpergewichtes) und andere hinweisende Punkte in der Anamnese.

Abgrenzung zu SGA B: SGA C erfordert eindeutige Hinweise auf eine schwere Mangelernährung. Bei zweifelhaften Merkmalen sollte SGA B vergeben werden.

Achtung: Bei Patienten mit ausgeprägten Ödemen, Aszites oder Tumormasse kann die Höhe des Gewichtsverlustes leicht unterschätzt werden.

Literatur

1. Detsky AS, McLaughlin JR, Baker JP et al. What is subjective global assessment of nutritional status? JPEN 1987; 11: 8-13

2. Detsky AS, Baker JP, Mendelsohn RA, et al. Evaluating the accuracy of nutritional assessment techniques applied to hospitalized patients: Methodology and comparison. JOEN 1984; 8: 153-159

3. Baker JP, Detsky AS, Wesson D et al. Nutritional assessment: A comparison of clinical judgement and objective measurements. N Engl J Med 1982; 306: 969-972

4. Baker JP, Detsky AS, Whitwell J et al. A comparison of the predictive value of nutritional assessment techniques. Hum Nutr Clin Nutr 1982; 36c: 233-241

Übersetzt und bearbeitet von Dr. Tatjana Schütz und Prof. Dr. Mathias Plauth. Kontakt: tatjana.schuetz@medizin.uni-leipzig.de. Tel. 0341-97 15 957

T. Schütz, M. Plauth. Aktuel Ernaehr Med 2005; 30: 43-48.

8.   Malnutrition Universal Screening Tool

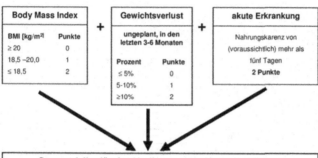

Screening auf Mangelernährung im ambulanten Bereich
Malnutrition Universal Screening Tool (MUST) für Erwachsene

nach Kondrup J et al., Clinical Nutrition 2003; 22: 415-421

Empfohlen von der Europäischen Gesellschaft für Klinische Ernährung und Stoffwechsel (ESPEN)

Body Mass Index			+	Gewichtsverlust		+	akute Erkrankung

Body Mass Index

BMI [kg/m²]	Punkte
≥ 20	0
18,5 –20,0	1
≤ 18,5	2

Gewichtsverlust

ungeplant, in den letzten 3-6 Monaten

Prozent	Punkte
≤ 5%	0
5-10%	1
≥10%	2

akute Erkrankung

Nahrungskarenz von (voraussichtlich) mehr als fünf Tagen

2 Punkte

Gesamtrisiko für das Vorliegen einer Mangelernährung

Summe	Risiko	Maßnahme	Durchführung
0	gering	→ Wiederhole Screening !	Klinik: wöchentlich Heim: monatlich ambulant: jährlich bei bestimmten Gruppen, z.B. Alter > 75 Jahre
1	mittel	→ Beobachte !	Klinik und Heim: Ernährungs- und Flüssigkeits- protokoll über 3 Tage ambulant: erneutes Screening in 1 bis 6 Monaten, ggf. EZ-Bestimmung (z.B. SGA) und Diätberatung
≥ 2	hoch	→ Behandle !	Klinik / Heim / ambulant: EZ-Bestimmung (z.B. SGA), Ernährungstherapie beginnen (Diätassistenz bzw. hauseigene Protokolle). Abfolge: 1. Nahrungsmittel, 2. angereicherte Nahrung, 3. orale Supplemente

T. Schütz, L. Valentini, M. Plauth. Screening auf Mangelernährung nach den ESPEN-Leitlinien 2002. Aktuel Ernaehr Med 2005; 30: 99-103.

Übersetzt und bearbeitet von Dr. Tatjana Schütz, Dr. Luzia Valentini und Prof. Dr. Mathias Plauth. Kontakt: tatjana.schuetz@medizin.uni-leipzig.de. Tel. 0341-97 15 957

9.   Nutritional Risk Screening-2002

Screening auf Mangelernährung im Krankenhaus
Nutritional Risk Screening (NRS 2002)

nach Kondrup J et al., Clinical Nutrition 2003; 22: 415-421

Empfohlen von der Europäischen Gesellschaft für Klinische Ernährung und Stoffwechsel (ESPEN)

Vorscreening:

• Ist der Body Mass Index < 20,5 kg/m² ?	ja	nein
• Hat der Patient in den vergangenen 3 Monaten an Gewicht verloren?	ja	nein
• War die Nahrungszufuhr in der vergangenen Woche vermindert?	ja	nein
• Ist der Patient schwer erkrankt? (z.B. Intensivtherapie)	ja	nein

⇒ Wird eine dieser Fragen mit „**Ja**" beantwortet, wird mit dem Hauptscreening fortgefahren

⇒ Werden alle Fragen mit „**Nein**" beantwortet, wird der Patient wöchentlich neu gescreent.

⇒ Wenn für den Patienten z.B. eine große Operation geplant ist, sollte ein präventiver Ernährungs-plan verfolgt werden, um dem assoziierte Risiko vorzubeugen.

Hauptscreening:

Störung des Ernährungszustands	Punkte		Krankheitsschwere	Punkte
Keine	0		Keine	0
Mild	1		Mild	1
Gewichtsverlust > 5%/ 3 Mo. oder Nahrungs-zufuhr < 50-75% des Bedarfes in der vergangenen Woche			z.B. Schenkelhalsfraktur, chronische Erkran-kungen besonders mit Komplikationen: Leberzirrhose, chronisch obstruktive Lungenerkrankung, chronische Hämodialyse, Diabetes, Krebsleiden	
Mäßig	2		Mäßig	2
Gewichtsverlust > 5%/ 2 Mo. oder BMI 18,5-20,5 kg/m² und reduzierter Allgemeinzustand (AZ) oder Nahrungszufuhr 25-50% des Bedarfes in der vergangenen Woche		+	z.B. große Bauchchirurgie, Schlaganfall, schwere Pneumonie, hämatologische Krebserkrankung	
Schwer	3		Schwer	3
Gewichtsverlust> 5% /1 Mo. (>15% / 3 Mo.) oder BMI <18,5 kg/m² und reduzierter Allge-meinzustand oder Nahrungszufuhr 0-25% des Bedarfes in der vergangenen Woche			z.B. Kopfverletzung, Knochenmarktrans-plantation, intensivpflichtige Patienten (APACHE-II >10)	

+ 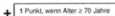 1 Punkt, wenn Alter ≥ 70 Jahre

≥ 3 Punkte	Ernährungsrisiko liegt vor, Erstellung eines Ernährungsplanes
< 3 Punkte	wöchentlich wiederholtes Screening. Wenn für den Patienten z.B. eine große Operation geplant ist, sollte ein präventiver Ernährungsplan verfolgt werden, um das assoziierte Risiko zu vermeiden

T. Schütz, L. Valentini, M. Plauth. Screening auf Mangelernährung nach den ESPEN-Leitlinien 2002. Aktuel Ernaehr Med 2005; 30: 99-103.

Übersetzt und bearbeitet von Dr. Tatjana Schütz, Dr. Luzia Valentini und Prof. Dr. Mathias Plauth. Kontakt: tatjana.schuetz@medizin.uni-leipzig.de, Tel. 0341-97 15 957

10. Mini Nutritional Assessment-LF

Nestlé NutritionInstitute

Mini Nutritional Assessment
MNA®- Long Form (MNA®-LF)

Name:			Vorname:	
Geschlecht:	Alter (Jahre):	Gewicht (kg):	Größe (m):	Datum:

Füllen Sie den Bogen aus, indem Sie die zutreffenden Zahlen in die Kästchen eintragen. Addieren Sie die Zahlen des Screenings. Ist der Wert ≤ 11, fahren Sie mit dem Assessment fort, um den Mangelernährungs-Index zu erhalten.

Screening

A Hat der Patient während der letzten 3 Monate wegen Appetitverlust, Verdauungsproblemen, Schwierigkeiten beim Kauen oder Schlucken weniger gegessen?
0 = starke Abnahme der Nahrungsaufnahme
1 = leichte Abnahme der Nahrungsaufnahme
2 = keine Abnahme der Nahrungsaufnahme ☐

B Gewichtsverlust in den letzen 3 Monaten
0 = Gewichtsverlust > 3 kg
1 = nicht bekannt
2 = Gewichtsverlust zwischen 1 und 3 kg
3 = kein Gewichtsverlust ☐

C Mobilität
0 = bettlägerig oder in einem Stuhl mobilisiert
1 = in der Lage, sich in der Wohnung zu bewegen
2 = verlässt die Wohnung ☐

D Akute Krankheit oder psychischer Stress während der letzten 3 Monate?
0 = ja   2 = nein ☐

E Neuropsychologische Probleme
0 = schwere Demenz oder Depression
1 = leichte Demenz
2 = keine psychologischen Probleme ☐

F Body Mass Index (BMI): Körpergewicht (kg) / Körpergröße² (m²)
0 = BMI < 19
1 = 19 ≤ BMI < 21
2 = 21 ≤ BMI < 23
3 = BMI ≥ 23 ☐

Ergebnis des Screenings (max. 14 Punkte) ☐☐

12-14 Punkte: Normaler Ernährungszustand
8-11 Punkte: Risiko für Mangelernährung
0-7 Punkte: Mangelernährung

Für ein tiefergehendes Assessment fahren Sie bitte mit den Fragen G-R fort

Assessment

G Lebt der Patient eigenständig zu Hause?
1 = ja   0 = nein ☐

H Nimmt der Patient mehr als 3 verschreibungspflichtige Medikamente pro Tag?
0 = ja   1 = nein ☐

I Hat der Patient Druck- oder Hautgeschwüre?
0 = ja   1 = nein ☐

Ref.
Vellas B. Villars H, Abellan G, et al. Overview of MNA® - Its History and Challenges. J Nut Health Aging 2006; 10. 456-465.
Rubenstein LZ, Harker JO, Salva A, Guigoz Y, Vellas B. Screening for Undernutrition in Geriatric Practice: Developing the Short-Form Mini Nutritional Assessment (MNA-SF). J. Geront 2001; 56A: M366-377.
Guigoz Y. The Mini-Nutritional Assessment (MNA®) Review of the Literature – What does it tell us? J Nutr Health Aging 2006; 10: 466-487.
© Société des Produits Nestlé. S.A., Vevey, Switzerland, Trademark Owners
© Nestlé, 1994, Revision 2009. N67200 12/99 10M
Mehr Informationen unter: www.mna-elderly.com

J Wie viele Hauptmahlzeiten isst der Patient pro Tag?
0 = 1 Mahlzeit
1 = 2 Mahlzeiten
2 = 3 Mahlzeiten ☐

K Eiweißzufuhr: Isst der Patient
• mindestens einmal pro Tag Milchprodukte (Milch, Käse, Joghurt)?   ja ☐   nein ☐
• mindestens zweimal pro Woche Hülsenfrüchte oder Eier?   ja ☐   nein ☐
• täglich Fleisch, Fisch oder Geflügel?   ja ☐   nein ☐
0,0 = wenn 0 oder 1 mal «ja»
0,5 = wenn 2 mal «ja»
1,0 = wenn 3 mal «ja»   ☐,☐

L Isst der Patient mindestens zweimal pro Tag Obst oder Gemüse?
0 = nein   1 = ja ☐

M Wie viel trinkt der Patient pro Tag? (Wasser, Saft, Kaffee, Tee, Milch ...)
0,0 = weniger als 3 Gläser / Tassen
0,5 = 3 bis 5 Gläser / Tassen
1,0 = mehr als 5 Gläser / Tassen   ☐,☐

N Essensaufnahme mit / ohne Hilfe
0 = braucht Hilfe beim Essen
1 = isst ohne Hilfe, aber mit Schwierigkeiten
2 = isst ohne Hilfe, keine Schwierigkeiten ☐

O Wie schätzt der Patient seinen Ernährungszustand ein?
0 = mangelernährt
1 = ist sich unsicher
2 = gut ernährt ☐

P Im Vergleich mit gleichaltrigen Personen schätzt der Patient seinen Gesundheitszustand folgendermaßen ein:
0,0 = schlechter
0,5 = weiß es nicht
1,0 = gleich gut
2,0 = besser   ☐,☐

Q Oberarmumfang (OAU in cm)
0,0 = OAU < 21
0,5 = 21 ≤ OAU ≤ 22
1,0 = OAU > 22   ☐,☐

R Wadenumfang (WU in cm)
0 = WU < 31
1 = WU ≥ 31 ☐

Assessment (max. 16 Punkte)   ☐☐,☐

Screening   ☐☐,☐

Gesamtauswertung (max. 30 Punkte)   ☐☐,☐

Auswertung des Mangelernährungs-Index

24-30 Punkte	☐	Normaler Ernährungszustand
17-23,5 Punkte	☐	Risiko für Mangelernährung
Weniger als 17 Punkte	☐	Mangelernährung

11.   PEMU

*Pflegerische Erfassung von Mangelernährung und deren Ursachen
in der stationären Langzeit-/ Altenpflege (PEMU)*
(Screening mit Verzehrmengenerfassung und Assessment, incl. Leitfaden)

Screening / Risikoerfassung

Vor-/Nachname: _____ Geb.-Dat.: _____
Einrichtung: _____ Wohnbereich: _____
Datum: _____

Risiko für Nahrungsmangel

1. **Zeichen von Nahrungsmangel:**
    ⇨ **Äußerer Eindruck:** *unterernährt/untergewichtig*   ○ ja ○ nein
    ⇨ **Nur wenn ermittelbar:** BMI ≤ 20   ○ ja ○ nein
    ⇨ *Unbeabsichtigter Gewichtsverlust*   ○ ja ○ nein
    (≥ 5% in 1 Monat; ≥ 10% in 6 Monaten *oder* weit geworden Kleidung)
2. **Auffällig geringe Essmenge**   ○ ja ○ nein
    (z. B. mehr als 1/4 Essensreste bei 2/3 d. Mahlzeiten)
3. **Erhöhter Energie-/Nährstoffbedarf u. Verluste**   ○ ja ○ nein
    (z. B. Hyperaktivität, Stresssituationen, akute Krankheit, Fieber, offene Wunden wie Dekubitus,
    Ulcus Cruris, Diarrhö, Erbrechen, Blutverlust)

Risiko für Flüssigkeitsmangel

1. **Zeichen von Flüssigkeitsmangel**   ○ ja ○ nein
    (z. B. plötzliche/unerwartete Verwirrtheit, trockene Schleimhäute, konzentrierter Urin)
2. **Auffällig geringe Trinkmengen**   ○ ja ○ nein
    (z. B. weniger als 1000 ml /Tag über mehrere Tage)
3. **Erhöhter Flüssigkeitsbedarf**   ○ ja ○ nein
    (z. B. Fieber, stark geheizte Räume, Sommerhitze)

Einschätzungshilfe: Zeichen für Nahrungsmangel

Körpergröße: [____] m

Körpergewicht: aktuell [____] kg

vor 1 Monat [____] kg vor 6 Monaten [____] kg vor 1 Jahr [____] kg

Ödeme (sichtbar oder begründete Vermutung): ○ keine ○ leicht ○ stark
Grobe äußere Einschätzung: ○ unterernährt   ○ normal ernährt   ○ überernährt
                                (untergewichtig) *(normal gewichtig)* *(übergewichtig)*
Kleidung (Rock, Hose) zu weit geworden: ○ ja ○ nein

Instrument des Projektverbundes Institut für Pflegewissenschaft der Universität Witten/ Herdecke & Institut für Ernährungs- und
Lebensmittelwissenschaften der Universität Bonn. Beschrieben in: Schreier, Volkert, Bartholomeyczik: Instrument zur Erfassung der
Ernährungssituation in der stationären Altenpflege: PEMU. In: Bartholomeyczik, Halek (Hrsg.): Assessmentinstrumente in der Pflege.
Hannover: Schlütersche 2009, 137-149

Assessment - Nahrungsmangel

Vor-/Nachname: _____ Geb.-Dat.: _____
Einrichtung: _____ Wohnbereich: _____
Datum: _____

Gründe für eine geringe Nahrungsaufnahme
- Warum isst die/der Betroffene zu wenig? -

1. Körperlich oder kognitiv (geistig) bedingte Beeinträchtigung

a. Kognitive Überforderung
   (z. B. durch Demenzerkrankung; weiß nichts mit Essen anzufangen, vergisst zu schlucken etc.)

b. Funktionseinschränkungen der Arme oder Hände (z. B. Erreichbarkeit von Speisen, kann Besteck nicht greifen, kann nicht schneiden)

c. Schlechter Zustand des Mundes
   (z. B. Mundtrockenheit, Schleimhautdefekte)

d. Beeinträchtigung der Kaufunktion/Zahnprobleme

e. Schluckstörungen
   (z. B. verschluckt sich leicht, hustet oft beim Essen, vermeidet bestimmte Konsistenz)

f. Müdigkeit beim Essen
   (z. B. Verdacht auf Medikamentennebenwirkung, veränderter Schlaf-/Wachrhythmus)

g. Beeinträchtigung der Seh- oder Hörfähigkeit

h. Andere Gründe/Ursachen

2. Fehlende Lust zum Essen, kein Appetit, Ablehnen des Essens

a. Besondere psychische Belastung
   (z. B. Einsamkeit, Depressivität)

b. Akute Krankheit

c. Schmerzen

d. Bewegungsmangel

e. Verdacht auf Medikamentennebenwirkungen
   (z. B. Art, Anzahl der verschiedenen Präparate)

f. Auffallend reduzierter Geschmacks- und Geruchssinn

g. Keine ausreichenden Informationen über Speisen und ihre Zusammensetzung

h. Kulturelle, religiöse Gründe

i. Individuelle Abneigungen, Vorlieben, Gewohnheiten

j. Angst vor Unverträglichkeiten oder Allergien

k. Andere Gründe/Ursachen

Instrument des Projektverbundes Institut für Pflegewissenschaft der Universität Witten/ Herdecke & Institut für Ernährungs- und Lebensmittelwissenschaften der Universität Bonn. Beschrieben in: Schreier, Volkert, Bartholomeyczik: Instrument zur Erfassung der Ernährungssituation in der stationären Altenpflege: PEMU. In: Bartholomeyczik, Halek (Hrsg.): Assessmentinstrumente in der Pflege. Hannover: Schlütersche 2009, 137-149

3. Umgebungsfaktoren

a. Esssituation wird als unangenehm empfunden (z. B. Geräusche, Gerüche, Tischnachbarn)	
b. Inadäquate Essenszeiten (z. B. Zeitpunkt, Dauer, Anpassungsmöglichkeit)	
c. Hilfsmittelangebot	
d. Beziehung zu den Versorgungspersonen	
e. Andere Gründe/Ursachen	

4. Essensangebot

a. Unzufriedenheit mit dem üblichen Angebot (z. B. Gewohnheiten, soziale, kulturelle, religiöse Bedürfnisse hinsichtlich Lebensmittelauswahl, Menge, Geschmack, Temperatur, Aussehen)	
b. Unangemessene Konsistenz (z. B. hart, weich)	
c. Nicht akzeptierte verordnete Diät (welche?)	
d. Verdacht auf inadäquate Diät	
e. Einschätzung des Angebots (Speisenplanung hinsichtlich Abwechslung, Menüzusammenstellung, Angemessenheit etc.)	
f. Andere Gründe/Ursachen	

Gründe für einen erhöhten Energie- und Nahrstoffbedarf bzw. Verluste

Instrument des Projektverbundes Institut für Pflegewissenschaft der Universität Witten/ Herdecke & Institut für Ernährungs- und Lebensmittelwissenschaften der Universität Bonn. Beschrieben in: Schreier, Volkert, Bartholomeyczik: Instrument zur Erfassung der Ernährungssituation in der stationären Altenpflege: PEMU. In: Bartholomeyczik, Halek (Hrsg.): Assessmentinstrumente in der Pflege. Hannover: Schlütersche 2009, 137-149

a. Krankheit (z. T. Fieber, Infektion, Tumor, offene
Wunden, Dekubitus, psychischer Stress,
Blutverlust, Starkes Erbrechen, Anhaltende
Durchfälle)

b. Hyperaktivität (z. B. ständiges Umherlaufen, evtl. in
Verbindung mit kognitiven Erkrankungen)

c. Andere Gründe/Ursachen

Assessment - Flüssigkeitsmangel

Vor-/Nachname: _____ Geb.-Dat.: _____

Einrichtung: _____ Wohnbereich: _____

Datum: _____

Gründe für eine geringe Flüssigkeitsmenge
- Warum trinkt die/der Betroffene zu wenig? -

1. Körperlich oder kognitiv (geistig) bedingte Beeinträchtigung

a. Kognitive Überforderung (z. B. durch
Demenzerkrankung; weiß nichts mit
Getränk anzufangen, vergisst zu schlucken
etc.)

b. Funktionseinschränkungen der Arme oder
Hände (z. B. Erreichbarkeit von Getränken,
kann Tasse/Becher nicht greifen)

c. Schluckstörungen
(z. B. verschluckt sich leicht, hustet oft beim
Trinken, vermeidet bestimmte Konsistenz)

d. Andere Gründe/Ursachen

2. Fehlende Lust zum Trinken

Instrument des Projektverbundes Institut für Pflegewissenschaft der Universität Witten/ Herdecke & Institut für Ernährungs- und Lebensmittelwissenschaften der Universität Bonn. Beschrieben in: Schreier, Volkert, Bartholomeyczik: Instrument zur Erfassung der Ernährungssituation in der stationären Altenpflege: PEMU. In: Bartholomeyczik, Halek (Hrsg.): Assessmentinstrumente in der Pflege. Hannover: Schlütersche 2009, 137-149

a.   Schmerzen

b.   Reduziertes Durstgefühl

c.   Wunsch nach geringer Urinausscheidung

     (z. B. Angst vor Inkontinenz, häufige

     Toilettengänge)

d.   Keine ausreichenden Informationen über
     Getränke und Ihre Zusammensetzung

e.   Kulturelle, religiöse Gründe, Gewohnheiten

f.   Angst vor Unverträglichkeiten oder Allergien

g.   Andere Gründe/Ursachen

3. Umgebungsfaktoren

a.   Hilfsmittelangebot

b.   Beziehung zu den Versorgungspersonen

c.   Andere Gründe/Ursachen

4. Trinkangebot

a.   Allgemeine Unzufriedenheit
     (z. B. nicht beachtete Gewohnheiten, kulturelle
     Bedürfnisse, Art der Getränke, Menge,
     Geschmack, Temperatur, Aussehen)

b.   Andere Gründe/Ursachen

Gründe für einen erhöhten Flüssigkeitsbedarf/-verlust

Instrument des Projektverbundes Institut für Pflegewissenschaft der Universität Witten/ Herdecke & Institut für Ernährungs- und Lebensmittelwissenschaften der Universität Bonn. Beschrieben in: Schreier, Volkert, Bartholomeyczik: Instrument zur Erfassung der Ernährungssituation in der stationären Altenpflege: PEMU. In: Bartholomeyczik, Halek (Hrsg.): Assessmentinstrumente in der Pflege. Hannover: Schlütersche 2009, 137-149

1. Starkes Schwitzen
a. Hitze
   (z. B. stark geheizte Räume, Sommerhitze)
b. Unzweckmäßige Kleidung
c. Andere Gründe/Ursachen

2. Krankheitsbedingter Flüssigkeitsverlust
a. Fieber
b. Starkes Erbrechen
c. Blutverlust
d. Anhaltende Durchfälle (Häufigkeit)
e. Medikamente zur Entwässerung oder zum Abführen
f. Andere Gründe/Ursachen

Instrument des Projektverbundes Institut für Pflegewissenschaft der Universität Witten/ Herdecke & Institut für Ernährungs- und Lebensmittelwissenschaften der Universität Bonn. Beschrieben in: Schreier, Volkert, Bartholomeyczik: Instrument zur Erfassung der Ernährungssituation in der stationären Altenpflege: PEMU. In: Bartholomeyczik, Halek (Hrsg.): Assessmentinstrumente in der Pflege. Hannover: Schlütersche 2009, 137-149

12.   Leitfaden PEMU

Leitfaden zum Instrument

Das Instrument sieht vor, zunächst die Menschen zu identifizieren, die eine Gefahr für eine Mangelernährung haben oder bereits Ernährungsdefizite aufweisen.

Bei den als gefährdet eingeschätzten Menschen sollen in einem tiefer gehenden, fokussierten Assessment ernährungsrelevante Problembereiche aufgedeckt und so präzise wie möglich ausformuliert werden, damit Handlungen/Maßnahmen davon abgeleitet werden können.

Bei der Erfassung der Ernährungssituation sind Autonomie und Selbstbestimmung zu berücksichtigen und das Bedürfnis nach Ruhe und Passivität muss oberste Priorität haben (z. B. in der Sterbephase kann auf die Gewichtserfassung verzichtet werden, ebenso könnten festgelegte Trinkmengen neu definiert werden).

1.   **Screening**
   - ➤ Bei allen Bewohner/innen im Rahmen der Pflegeanamnese (z. B. Einzug) und danach **alle drei Monate.**
   - ➤ **Umgehende Wiederholung, des Screenings,** wenn Ereignisse eintreten, die sich negativ auf den Ernährungszustand auswirken könnten (z. B. verminderte Essmengen, fieberhafte Infektionskrankheiten).
   - ➤ **Wöchentliche Gewichtserfassung,** wenn nicht anders festgelegt (z. B. häufigere Überwachung bei medikamentöse Diurese), bis ein als bedenklich erachteter Zustand mit Auswirkungen auf den Ernährungszustand sich stabilisiert hat bzw. ein festgelegtes Gewicht erreicht ist (z. B. auffälliger Gewichtsverlust, erhöhter Energie-/Nährstoffbedarf).
   - ➤ Das Screening wird in die Themenbereiche `Risiko für Nahrungsmangel` und `Risiko für Flüssigkeitsmangel` unterteilt; diese Unterteilung findet sich auch im Assessment wieder; somit ist auch die einzelne Betrachtung bzw. Untersuchung der beiden zusammengehörenden Themenbereiche möglich.
   - ➤ Die Erfassung der Punkte unter ‚Aktueller Ernährungszustand' soll optional erfolgen, d. h. nur die Werte sind zu erfassen, die erfassbar sind (z. B. wenn keine Informationen über den Gewichtsverlauf des letzen halben oder ganzen Jahres zu erhalten sind, kann die Frage nach zu weit gewordener Kleidung hilfreich sein, wenn die Körpergröße nicht zu ermitteln ist bzw. Störvariablen wie Ödeme oder fehlende Gliedmaßen die korrekte BMI-Berechnung verhindern, kann auf dem BMI-Wert verzichtet werden).
   - ➤ Die tiefergehende Untersuchung der Ernährungssituation (über Ess-/Trinkprotokoll und ein Assessment) soll dann erfolgen, wenn ein Punkt im Screening mit ja beantwortet wurde.

Instrument des Projektverbundes Institut für Pflegewissenschaft der Universität Witten/ Herdecke & Institut für Ernährungs- und Lebensmittelwissenschaften der Universität Bonn. Beschrieben in: Schreier, Volkert, Bartholomeyczik: Instrument zur Erfassung der Ernährungssituation in der stationären Altenpflege: PEMU. In: Bartholomeyczik, Halek (Hrsg.): Assessmentinstrumente in der Pflege. Hannover: Schlütersche 2009, 137-149

2. Ess-/Trinkprotokoll

> Soll bei Bewohner/innen durchgeführt werden, die eine auffällig geringe Ess-/Trinkmenge aufweisen oder wenn ein Punkt im Screening zutrifft und mit Ja ☒ angekreuzt wird.

> Fortlaufend und so genau wie möglich, an sieben aufeinander folgende Tage durchzuführen

> Weiterführen, um Auswirkungen eingeleiteter Maßnahmen zu überprüfen bzw. angestrebte Erhöhung der Verzehrmengen kontrollieren zu können

Erfassung der verzehrten Speisen:

> Bitte Größe der angebotenen Portionen (O klein O mittel O groß) und

  Verzehrmenge (nichts = O, ¼ = ◔, ½ = ◑, ¾ = ◕, alles = ●) ankreuzen

Tiefergehendes Assessment, wenn angebotenen Speisen nicht oder nicht vollständig verzehrt werden!

Bemerkungen

> Angaben zu Art und Menge der Speisen bei bemerkenswerten Abweichungen zu den täglichen Speisenangeboten (z. B. 5x täglich Grießbrei)

Erfassung der Trinkmenge:

z. B. :

Flüssigkeitsmenge pro Trinkgefäß	Anzahl der geleerten Trinkgefäße
☒ 150 ml	ııı ı
☐ 200 ml	
☒ 100 ml	ııı ı ııı
Trinkmenge gesamt: 1300 ml	Assessment, wenn weniger 1000 ml /Tag über mehrere Tage

> Jeweils zugeordnet zur Mengenangabe (150 ml, 200 ml oder andere Menge), Anzahl der geleerten Trinkgefäße mit einem Strich pro geleertes Gefäß in die Spalte Getränke eintragen

> Bei unterschiedlich großen Gefäßen jeweils die entsprechende Spalte nutzen, von den Vorgaben abweichende Menge entsprechend angeben

> Am Ende des gesamten Tages zusammengerechnete Flüssigkeitsmenge unter „Trinkmenge gesamt" eintragen (24 Stunden protokollieren)

> Zur Bilanzierung der Flüssigkeitsaufnahme/-ausscheidung kann bei Bedarf die Spalte „Ausscheidungsmenge" genutzt werden

Instrument des Projektverbundes Institut für Pflegewissenschaft der Universität Witten/ Herdecke & Institut für Ernährungs- und Lebensmittelwissenschaften der Universität Bonn. Beschrieben in: Schreier, Volkert, Bartholomeyczik: Instrument zur Erfassung der Ernährungssituation in der stationären Altenpflege: PEMU. In: Bartholomeyczik, Halek (Hrsg.): Assessmentinstrumente in der Pflege. Hannover: Schlütersche 2009, 137-149

3. Assessment

> **Durchführung** nötig, wenn **ein Punkt im Screening** zutrifft und mit **Ja ☒** angekreuzt wird

> Eintragungen und Informationen der **Pflegeanamnese** bzw. **Pflegedokumentation** der Bewohner/innen sowie die **Informationen/Kenntnisse** anderer am Betreuungsprozess beteiligter **Berufsgruppen** (z. B. ärztliche Anamnese, Informationen von Logopädie, Hauswirtschaft, Sozialdienst etc.) sollen genutzt und nötigenfalls ergänzt werden

> **Wichtige Aspekte (Probleme und Ressourcen)** mit Einfluss auf Ernährung sollen präzisiert und ausformuliert in den Bogen eingetragen werden, damit ein **genaues Bild entsteht** und Handlungen/**Maßnahmen ableitbar** sind z. B.:

Geringe Essmenge
- Warum isst die/der Betroffene zu wenig? -

1. Körperlich oder kognitiv (geistig) bedingte Beeinträchtigung

a. Kognitive Überforderung (z. B. durch Demenzerkrankung; weiß nichts mit Essen anzufangen, vergisst zu schlucken etc.)

a) Führt Speisen u. Getränke nur nach verbaler Aufforderung und durch Nachahmung zum Mund

> Mögliche, ableitbare Maßnahme: Anleitende Unterstützung während der Mahlzeiten

b. Behinderung der Arme oder Hände (z. B. kann Besteck nicht greifen, reicht nicht an Teller heran, kann nicht schneiden)

c. Schlechter Zustand des Mundes (z. B. Mundtrockenheit, Schleimhautdefekte)

d. Beeinträchtigung der Kaufunktion/ Zahnprobleme

d) Prothese offensichtlich zu locker

> Mögliche, ableitbare Maßnahme: Zahnärztliche Abklärung

e. Schluckstörungen (z. B. verschluckt sich leicht, hustet oft beim Essen)

f. Müdigkeit beim Essen (z. B. Verdacht auf Medikamentennebenwirkung, veränderter Schlaf-/Wachrhythmus)

f) Zwischen 11.00 und 14.00 Uhr überwiegend schläfrig, am späten Nachmittag sehr aktiv

> Mögliche, ableitbare Maßnahme: Anpassen der Mahlzeiten auf tageszeitliche Aktivitätsschwankungen

g. Beeinträchtigung der Seh- oder Hörfähigkeit

h. Andere Gründe/Ursachen

Instrument des Projektverbundes Institut für Pflegewissenschaft der Universität Witten/ Herdecke & Institut für Ernährungs- und Lebensmittelwissenschaften der Universität Bonn. Beschrieben in: Schreier, Volkert, Bartholomeyczik: Instrument zur Erfassung der Ernährungssituation in der stationären Altenpflege: PEMU. In: Bartholomeyczik, Halek (Hrsg.): Assessmentinstrumente in der Pflege. Hannover: Schlütersche 2009, 137-149

Printed in the United States
By Bookmasters